AME 外科系列图书 6B023

电视纵隔镜的临床应用

主　编　王中林
副主编　汪潜云　　张蕾

中南大学出版社
www.csupress.com.cn
·长沙·

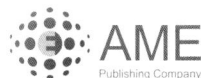

图书在版编目（CIP）数据

电视纵隔镜的临床应用/王中林主编. 一长沙：中南大学出版社，
2020.1

ISBN 978 - 7 - 5487 - 3851 - 0

Ⅰ.①电… Ⅱ.①王… Ⅲ.①纵隔镜检—外科手术 Ⅳ.①R655.5

中国版本图书馆CIP数据核字(2019)第273723号

AME 外科系列图书 6B023

电视纵隔镜的临床应用

DIANSHI ZONGGEJING DE LINCHUANGYINGYONG

王中林 主编

□丛书策划	郑　杰　汪道远　廖莉莉
□项目编辑	陈海波　江苇妍
□责任编辑	孙娟娟
□责任校对	杨　瑾
□责任印制	易红卫　潘飘飘
□版式设计	朱三萍　林子钰
□出版发行	中南大学出版社
	社址：长沙市麓山南路　　　　　邮编：410083
	发行科电话：0731-88876770　　　传真：0731-88710482
□策 划 方	AME Publishing Company 易研出版公司
	地址：香港沙田石门京瑞广场一期，16 楼 C
	网址：www.amegroups.com
□印　　装	天意有福科技股份有限公司

□开　　本	710×1000　1/16　□印张 5.25　□字数 102 千字　□插页
□版　　次	2020 年 1 月第 1 版　□2020 年 1 月第 1 次印刷
□书　　号	ISBN 978 - 7 - 5487 - 3851 - 0
□定　　价	68.00 元

主编风采

主编：王中林　主任医师、副教授、硕士研究生导师

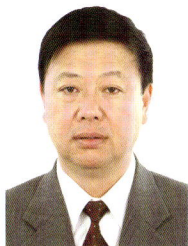

苏州大学第三附属医院胸外科主任

江苏省胸外科学会纵隔学组副组长
江苏省肿瘤学会肺癌学组委员
常州市心胸血管外科学会副主任委员
常州市心胸血管外科学会普胸学组组长
江苏省抗癌协会肿瘤微创治疗专业委员会副主任委员
世界华人胸腔外科学会微创及胸腔镜专业委员会委员
世界华人胸腔外科学会理事
常州市医疗事故技术鉴定专家库成员
中国内镜医师协会胸外科内镜与微创专业委员会理事

副主编：汪潜云　主任医师、医学博士

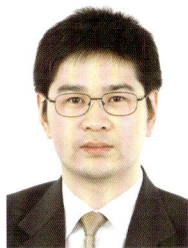

苏州大学第三附属医院胸外科主任医师，江苏省常州市831工程培养对象

常州市胸心血管外科学会委员
江苏省抗癌协会食管癌专业委员会青年委员
常州市胸心血管外科学会普胸学组秘书
发表SCI论文4篇，在中华系列期刊发表论文2篇
主持常州市科技局课题一项
获得常州市科技进步奖三等奖、四等奖各一项

副主编：张蕾　主任医师、硕士生研究生导师

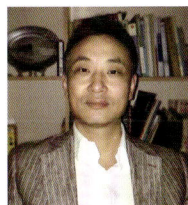

苏州大学第三附属医院胸外科主任医师

江苏省医学会肿瘤学分会食管癌学组委员
江苏省医学会胸外科分会胸腔镜学组委员
常州市医学会胸心血管外科学分会委员

编委（以姓氏拼音首字母为序）

范啸
苏州大学第三附属医院胸外科住院医师

韩晓云
苏州大学第三附属医院手术部副主任
护师

蒋波
苏州大学第三附属医院胸外科主任医师

蒋红媛
苏州大学第三附属医院手术部副主任
护师

蒋南青
苏州大学第三附属医院胸外科主任医师

蒋妍如
苏州大学第三附属医院胸外科副主任
护师

陆一民
苏州大学第三附属医院胸外科主任医师

孟志秀
苏州大学第三附属医院麻醉科副主任
医师

潘梅霞
苏州大学第三附属医院胸外科副主任
护师

沈江
苏州大学第三附属医院麻醉科主任医师

汪潜云
苏州大学第三附属医院胸外科主任医师

王军
苏州大学第三附属医院胸外科副主任
医师

王中林
苏州大学第三附属医院胸外科主任医师

杨晨
苏州大学第三附属医院胸外科医师

姚国亮
苏州大学第三附属医院胸外科医师

俞鹏翼
苏州大学第三附属医院胸外科主治医师

张蕾
苏州大学第三附属医院胸外科主任医师

郑亮
苏州大学第三附属医院胸外科副主任
医师

AME 外科系列图书序言

我们AME旗下的心胸外科杂志*Annals of Cardiothoracic Surgery*有一位来自美国罗切斯特（Rochester）的作者，他是个左撇子。在进入外科学习的初始阶段，他遇到了很大障碍，例如，术中使用剪刀和完成打结动作时，他的动作都与教科书上要求的动作相反，于是在手术台上经常"挨老师打"。

后来，他将自己的这段经历和经验总结成文，并发表在一本期刊上，希望能够帮助到与自己"同病相连"的其他外科医生。出乎意料的是，那篇文章发表之后，无数外科医生给他发邮件，向他请教和探讨左撇子医生应该如何接受外科培训，等等。后来，他认识了*Annals of Cardiothoracic Surgery*的主编Tristan D. Yan教授，恰好Tristan也是一位左撇子医生。Tristan鼓励他去做一名心脏外科医生，因为在心脏外科手术中，有一些步骤需要使用左手去完成缝合等动作。Tristan的观点是，外科医生最好左右手都训练好。

前段时间，我陪女儿第一天去幼儿园报到的时候，与幼儿园老师聊了一会，最后，老师问我们家长，有哪些需要注意的地方。我特地交代老师，千万不要将我女儿的用手习惯"矫正"了，让她保持自己的左撇子。老师很惊讶地问我为什么。

2013年12月7日，我们在南通大学附属医院举办了第二届AME学术沙龙，晚餐之后，上海市中山医院胸外科沈亚星医生带领我们几位学术沙龙委员去他的房间喝茶。酒店的电梯位于中间，出了电梯，先向左，再向左，再向左，再向左，然后，到了他的房间门口。我们一群人虽然被绕晕了，但是，还是有点清醒地发现他的房间其实就在电梯口的斜对面，顿时，哈哈大笑。他第一次进房间的时候，就是沿着这个路线走的，所以，第二次他带我们走同样的路。亚星说，其实，这就是"典型的"外科医生！

每一步手术步骤，每个手术动作，都是老师手把手带出来的，所以，很多外科医生喜欢亲切地称呼自己的老师为"师傅"。

如何才能成为一位手术大师？除了自身的悟性和勤奋之外，师傅的传授和教导应该是一个很重要的因素。犹如武林世界，各大门派，自成体系，各有优劣，这是一个不争的事实，外科界亦是如此。

于是，对于一位年轻的外科医生而言，博采众家之长，取其精华，去其糟粕，显得尤为重要。所以我们策划出版了这个系列的图书，想将国内外优秀外科团队的手术技艺、哲学思考和一些有趣的人文故事，一一传递给读者，希望能够对外科医生有一点启发和帮助。是为序。

汪道远

AME出版社社长

序

　　人体胸部可以分为左右胸腔和纵隔腔，纵隔镜，顾名思义，是利用内镜在纵隔腔内进行手术的一种高新技术器具。纵隔镜手术与胸腔镜手术同属微创手术，但两者颇有不同之处。纵隔镜仅有一个操作孔，将观察孔与操作孔两者合二为一。因此，纵隔镜与胸腔镜相比，一来无法制造密闭的空间，二来手术器械的操作角度相当受限，三来无法进行多器械操作。由于纵隔镜的这几个特点，纵隔镜手术在临床开展得一直比较少，仅仅能完成一些纵隔病灶检查等简单操作，很难进行病灶切除等复杂手术。

　　食管癌一直是严重威胁我国人民生命安全的一种严重疾病，目前外科手术几乎是治愈食管癌的唯一希望。由于食管位于纵隔，因此手术创伤一直比较大，术后并发症的发生率也比较高。如何减少食管癌手术的创伤，一直是困扰胸外科医生的一个难题。我作为一名胸外科医生，也一直致力于此。

　　苏州大学第三附属医院位于江苏古城常州，该院胸外科实力颇为雄厚，在江南地区享有很高的声誉。由于工作原因，我多次与王中林教授切磋微创食管手术的技巧。后来欣闻王中林教授匠心独运，采取纵隔镜技术为早期食管癌患者开展肿瘤切除手术，并且取得了不错的效果，我还曾专程前往参观，并且一起合作。在此过程中，我们将胸腔镜食管癌手术与纵隔镜食管癌手术进行了比较，深入了解两种手术的手术效果。

　　王中林教授在临床工作中，拓展了纵隔镜的应用范围，积累了大量经验，在繁重的临床工作之余，编写了这本《电视纵隔镜的临床应用》，我有幸先睹为快。本书从临床实际出发，辅之以大量图谱，非常实用，值得有志于开展纵隔镜手术的胸外科医生参考。

　　是为序。

复旦大学附属中山医院胸外科主任

前言

  纵隔镜技术从最早的硬质镜发展至今天的电视纵隔镜走过了将近一个世纪的漫长道路，从最早简单的观察纵隔结构到今天纵隔镜下进行复杂的手术，它凝聚了几代胸外科人的心血，同时也奠定了纵隔镜技术在胸外科领域的实用价值。经过时间的考验，该项技术被认为具有合理的临床实用性，对临床诊断及治疗具有重要意义。

  为将该项技术发扬光大，经过十多年的不断探索和积累，我们在电视纵隔镜领域积累了比较丰富的经验和宝贵的临床资料，拓展了纵隔镜技术在临床的应用范围，从早期的纵隔淋巴结活检，到后来逐步应用于经胸腔交感神经链切断术治疗手汗症，纵隔肿瘤的切除和活检，经胸腔的纵隔感染引流术。其中，探索和经验积累较多的是纵隔镜下行食管癌切除术。

  为了进一步推广现代电视纵隔镜的临床应用，在苏州大学第三附属医院同仁的共同努力下，将点滴经验和实践资料总结成文，终成此书。本书涵盖了纵隔镜手术的术前准备、手术步骤、麻醉配合、护理配合、术后管理等方面，从临床实际需要出发，尽量详细叙述并辅以手术插图，同时还附有各种注意事项，本书语言精炼，图文并茂，实用性强，手术操作章节均附有视频资料。

  本书的编撰和资料收集主要是在苏州大学第三附属医院临床一线进行的，难免局限。准备时间也较仓促，再加上编者水平有限，错误和不足在所难免，尚祈读者批评赐教。

苏州大学附属第三医院胸外科主任

目　录

第一章　总论

一、纵隔镜手术概论

纵隔镜是内镜中的一种，在胸部疾病的诊断和治疗中起着重要的作用。19世纪早期，医学界专家学者就想观察气管、支气管和食管，但直到白炽灯发明之后这一愿望才真正得以实现。1927年，在"内镜之父"Chevalier Jackson开创的Philadelphia支气管食管学校，内镜检查开始应用于临床。

19世纪，西欧国家就首先开展了纵隔手术，但直到20世纪中期纵隔镜手术才在普胸外科领域有了较大的发展。随着胸腔内肿瘤和感染性疾病发病率的增高，对纵隔检查的侵入性和非侵入性方法都发生了很大的变化。Harken[1]及其同事于1954年首先报道了经颈纵隔探查术（cervical mediastinoscopy，CM），该技术从Danniels[2]1949年建立的斜角肌淋巴结活检术发展而来，用于上纵隔及气管旁淋巴结的活检。他们用Jackson喉镜经锁骨上切口探查纵隔的经验，确定肺癌有无纵隔淋巴结转移，同时提出了伴有纵隔淋巴结转移的肺癌不能手术的概念，但其缺点是仅能对一侧纵隔进行探查活检。半个世纪后的今天，这种技术仍被认为具有合理的临床实用性，对临床诊断及治疗具有重要意义，而且通过纵隔镜淋巴结的探查产生了胸部淋巴结引流图的雏形。Radner[3]在1955年报道了通过单一的胸骨上切迹切口获取双侧气管旁淋巴结组织的方法。具有里程碑意义的是Carlens（1959年）和Parson（1965年）采用特制的纵隔镜从胸骨上切迹切口路径置镜，检查对象是气管、支气管和隆凸下淋巴结。其基本方法是在气管前间隙形成一个人工隧道，并经此进入纵隔用手指探查，镜检观察和活检，称之为纵隔镜检查术（mediastinoscopy），亦被后人称之为标准经颈纵隔镜检查术（standard cervical mediastinoscopy，SCM）[4-5]，后来这一技术被应用于肺癌的诊疗中。通过纵隔镜检查，可以避免对部分肺癌患者施行不必要的剖胸探查手术，同时，这一技术也作为纵隔淋巴瘤、结节病和纵隔肿瘤等疾病的主要诊断方法之一。20世纪60年代中期，加拿大多伦多的Pearson把纵隔镜检查常规地作为非小细胞肺癌（non small cell lung cancer，NSCLC）术前的分期手段，并据此建立了系统的纵隔淋巴结评价方法[6]。

常规纵隔镜检查的方法不能发现血管前方和胸骨后肿大的淋巴结，1965年，Specht[7]发明了一种多用途的纵隔镜，可以探查前纵隔、支气管下区和主动脉弓外侧，可惜未得到普及。唯有Carlens传统的纵隔镜检查术得到了广泛的应用。MeNeil和Chamberlain（1966年）最先报道了经前胸壁做前纵隔检查术，用于主肺动脉窗淋巴结活检，该技术也可被用于探查和确诊右前纵隔、右肺门以及上腔静脉周围的病变[8]。经左胸途径纵隔镜检查术（left anterior mediastinoscopy，LAM）逐渐受到关注，由于左胸切口比颈部切口具有较好的美观性，伤口易愈合，手术并发症较少，并且改进后的操作技术不需切除第2肋软骨，使得这种途径的纵隔镜检查术在临床得到了广泛应用。

1977年，Arom等描述了经剑突下径路检查前纵隔的方法[9]。1984年，Ginsberg首先报道采用经颈常规纵隔镜检查后，在左颈总动脉和无名动脉之间钝性分离，将纵隔镜再插入主动脉弓上以检查前纵隔和主动脉、肺动脉窗部位的淋巴结，这一技术被称为扩大的经颈纵隔镜检查术（extended cervical mediastinoscopy，ECM），其对肺癌术前临床分期的准确率达85%以上[10]。与此同时，1982年Pearson等论述了纵隔镜检查术在以提高肺癌疗效为目的的诱导治疗中的积极作用。他们分析了一组N2期肺癌患者的临床疗效，其根治性切除率仅为64%，5年生存率仅为9%。而后，Funatsu进一步证实了这些临床结果，他发现肺癌N2期组转移患者的自然生存曲线与外科手术的生存曲线接近平行，他们认为对N2期组转移患者的外科手术需持慎重态度。许多Ⅱ期和Ⅲ期临床试验提示，对N2期组转移的肺癌患者施行术前诱导化疗能增加临床切除率和长期生存率。1994年，美国Andelson肿瘤中心Rcth教授对Ⅲa期肺癌患者随机进行了新辅助化疗+手术或单纯手术，随访发现新辅助化疗组3年生存率为56%，而单纯手术组仅为15%。目前欧美国家已常规对非小细胞肺癌（NSCLC）患者进行纵隔镜检查来明确术前分期，以确定患者的临床治疗方案。

1986年开始，内镜技术和电子技术得到极大的发展，使外科手术得到了很大的改变，并提出了现代外科微损伤新观点。对于左上叶肺癌，常累及主动脉弓下（第5组）和主动脉弓旁（第6组）淋巴结。常规的经颈纵隔镜检查术一直难以进行这些部位的活检。1996年，Jeffrey还介绍了在经纵隔镜检查的同时用纵隔镜进行同侧前斜角肌淋巴结活检的方法。随着肺癌循证医学的发展，在临床上，纵隔镜检查方法现已被广泛应用。此方法目前主要用于肺癌病例，用来查明纵隔淋巴结有无转移，为肺癌的诊断、分期，以及制定治疗方案提供重要的参考资料。此方法在欧美国家应用较广，在我国的应用也在逐步推广。近年来，随着肺癌相关的各种临床研究的开展和新辅助治疗的应用，对治疗前诊断和分期准确性的要求日益严格，纵隔镜的临床价值和意义也在逐步地显现。在美国，肺癌临床实践指南已经将纵隔镜列入肺癌治疗前必备的检查项目，尤其是CT显示纵隔淋巴结>1 cm的患者。同时，近来随着电视纵隔镜的临床应用，纵隔镜检查的手术视野暴露更加清晰、宽阔，操作者能够进行更加准确、广泛的组织分离和活检，同时电视监视图像能为教学、临床病例讨论、操作标准化提供依据和方便。1990年，德国胸外科医生Rudolf Bumm首创使用纵隔镜做食管肿瘤切除术，使得纵隔镜的临床应用得到新的发展。

我国于20世纪60年代引进纵隔镜技术，但由于认识观念不统一等诸多因素的影响，普及推广缓慢，对临床诊治水平的提高产生了负面影响。1964年，傅尧箕等[11]在我国首先开展纵隔镜手术并取得良好效果。复旦大学肿瘤医院谢大业等于1978年采用自制的纵隔镜开展了20例的纵隔镜检查术。陈琦等[12]于1993年报道了通过纵隔镜检查术和前纵隔切开术来了解肺癌患者有无纵隔淋巴结转移，从而判断手术切除的可能性。1998年，吴一龙等[13]报道了把纵隔镜检查用于纵隔疑难疾病的鉴别诊断上。2000年，王俊在国内首次报道了胸骨旁纵隔镜的临床应用。2001年王俊等在国内率先开展了电视纵隔镜手术[14]。2003年，上海中山医院谭黎杰等报道了一组纵隔镜在食管癌手术中的应用[15]。2005年，苏州大学第三附属医院王中林开展并报道了纵隔镜辅助早期食管癌切除术[16]。

我国医疗单位中使用纵隔镜的不多，主要用于诊断而非治疗，相关论文更少，不少医生和患者不愿为检查做诊断性的纵隔镜手术，而愿意直接剖胸手术探查。正是这种主观上的原因限制了纵隔镜检查术在我国的开展。从实践看，纵隔镜检查在肺癌的分期，特别是胸部疑难病例的诊断和鉴别诊断上具有其他方法不能替代的作用，是很值得倡导的检查方法。相信随着医学科技的进步，循证医学日益深入人心，在先行者的工作基础和示范影响下，此项技术势将在我国得到普及发展。

二、纵隔的应用解剖生理学基础

纵隔的解剖比较复杂。颈段气管的前方为颈前肌群、甲状腺峡部，两侧为甲状腺腺叶和颈内血管。纵隔内气管的前方为左无名静脉和主动脉弓，左侧为左颈总动脉和左无名静脉，右侧为无名动脉、上腔静脉和奇静脉弓。

纵隔镜检查能够探查的范围是纵隔大血管后面上纵隔的位置，在这个部位有气管，其后是并行的食管，向下与左总支气管交叉后下行。必须注意气管右侧的奇静脉、左侧的左喉返神经的走行。通常，两侧的迷走神经和胸导管在操作中的损伤危险性较小。气管长13 cm左右，末端为气管分叉部，气管分叉部通常在第5胸椎水平。右总支气管有2 cm长，与气管的长轴有25°的外展。左总支气管长5 cm，与气管长轴呈45°外展。

在血管解剖方面，必须注意胸廓入口部无名动脉的走行。无名动脉的背侧向深部剥离即到达主动脉。这个部位有从主动脉分出的血管（无名动脉、左颈总动脉、左锁骨下动脉）可以触摸到。左侧肺动脉从肺动脉总干分出，在左总支气管前面交叉。右侧肺动脉在气管分叉部前面向右行走，在右总支气管前面与之并行。

日本Naruke1967年提出了肺癌淋巴结分组方法（图1-1），而后美国胸外科协会（American Association for Thoracic Surgery，AATS）提出了更为精细的分组方法。

根据美国AATS的淋巴结分类方法，肺癌的淋巴结可以分为13组，与纵隔镜检查有关的淋巴结有10组（图1-2）：①最高纵隔组；②气管前组；③气管旁组；④前纵隔组；⑤主动脉弓前组；⑥主动脉弓下组；⑦隆突下组；⑧食管旁组；⑨肺下静脉组；⑩主支气管旁组。其余第11~13组淋巴结为支气管组、肺段组和肺内组。

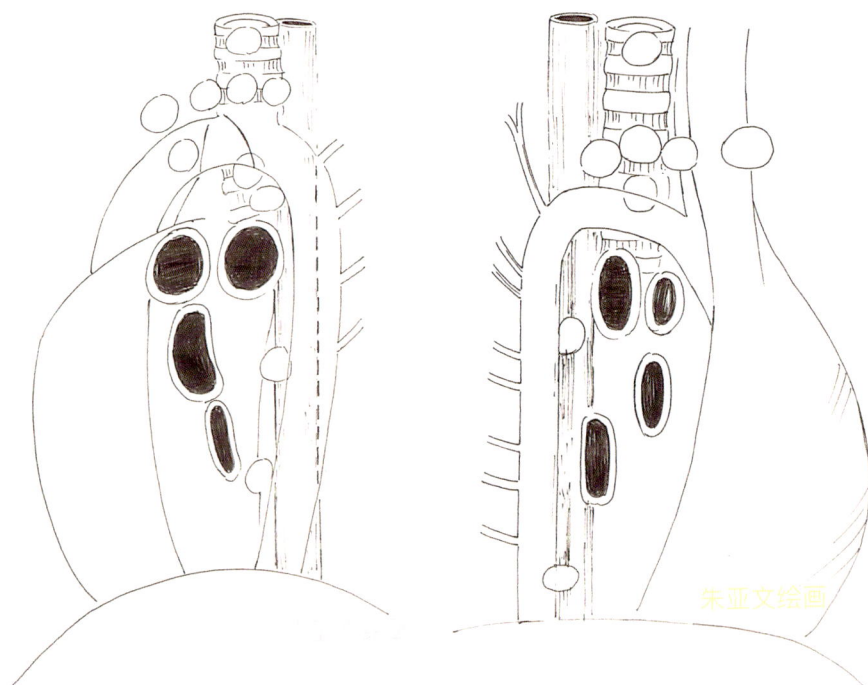

图1-1 肺癌淋巴结分组示意图

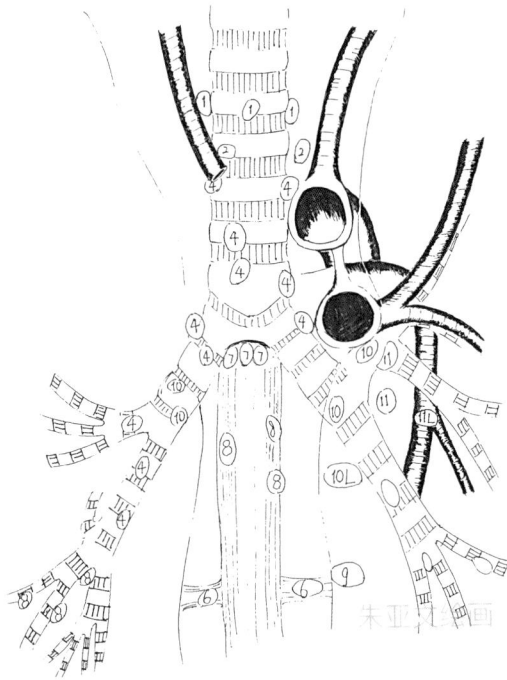

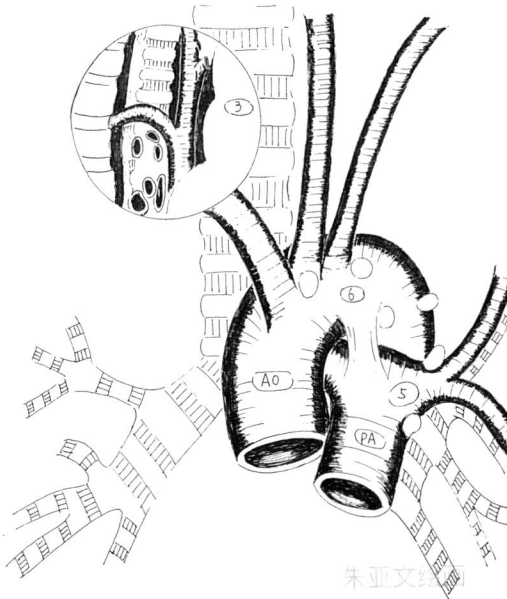

图1-2 肺癌与纵隔镜检查相关的各组淋巴结示意图

三、纵隔镜的手术设备和器械

纵隔镜手术需要特殊的手术设备和器械。近20年来，随着电视纵隔镜（vedio mediastinoscopy，VM）的应用，纵隔镜的器械得到了快速发展。手术视野可以清晰放大到电视屏幕上，极大地方便了操作、教学和助手配合，对于纵隔镜技术的普及具有重要意义。

（一）手术设备

1. 纵隔镜

纵隔镜是整套胸科设备中最具特征性的设备，也是开展纵隔镜手术的医生首先应该熟悉和掌握的一种设备。目前临床常用的纵隔镜镜管口径为12.8 mm，镜身长度为16 cm。较短和较细的纵隔镜适用于儿童和身材矮小、胸腔狭小的成年患者。镜身较长的纵隔镜应用于食管癌手术或身材较大、操作距离较远的患者。传统纵隔镜如同加强版喉镜，只有操作者一人才能看见手术视野，而且是单手操作，其操作种类和灵活程度大打折扣，现已基本不用。目前，电视纵隔镜已成为主流。通过金属镜管内侧的带冷光源的透镜，将手术视野传导至摄像机，再由摄像机输出至显示器上，形成清晰放大的实时动态图像。同时，镜管末端可以放入两把器械，术中可一手持镜，一手操作器械，助手也可以辅助操作，大大增加了手术的稳定性和灵活性，可以丰富纵隔镜的技术内涵，并在一定程度上扩大了适应证。

2. 冷光源

纵隔镜和所有内镜一样，冷光源也是纵隔镜必不可少的重要设备之一。纵隔镜由主机及光源机和与之配套的导光束纤维线（也称光源线）、纵隔镜镜头两部分组成（图1-3~图1-5）。使用时应注意导光束纤维线不要打折，以免造成光纤断裂，影响照明效果。

3. 摄像机

多数情况下，纵隔镜的摄像系统和胸腔镜设备中的同类设备通用，可以满足纵隔镜手术的摄像需求。

4. 显示器和录像机

目前大多数纵隔镜的显示器和录像机与同类胸腔镜的设备可以通用，能满足临床使用（图1-6）。

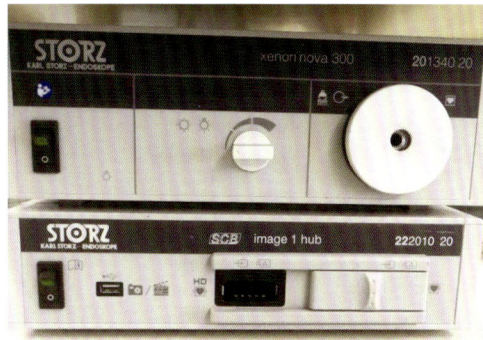

图1-3　纵隔镜主机及光源机

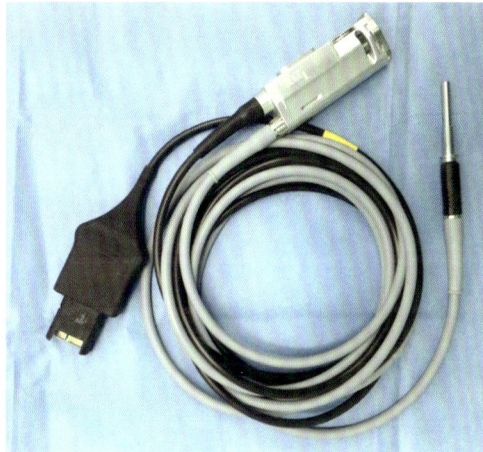

图1-4　导光束纤维线

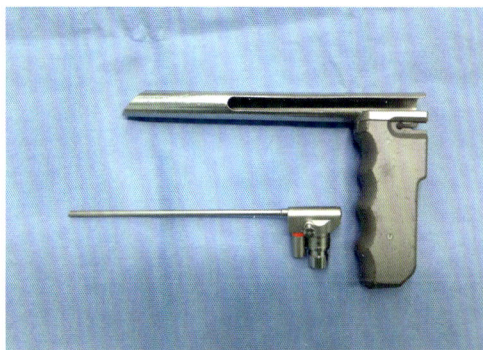

图1-5　纵隔镜镜鞘和镜头

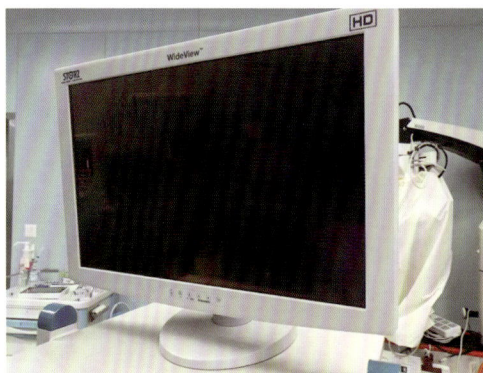

图1-6　纵隔镜显示器

（二）手术器械

1. 电凝吸引器

电凝吸引器是纵隔镜手术必备的常用器械（图1-7），它可以吸引积血和汽雾，同时完成分离和止血，对于操作空间狭小的纵隔镜手术来说是十分便利和重要的。

2. 活检钳

活检钳柄细长，非常符合纵隔镜操作的特点，头部可有不同大小和弧度之分（图1-8）。

3. 抓钳和分离钳

抓钳（图1-9）和分离钳用于填塞纱布等操作。

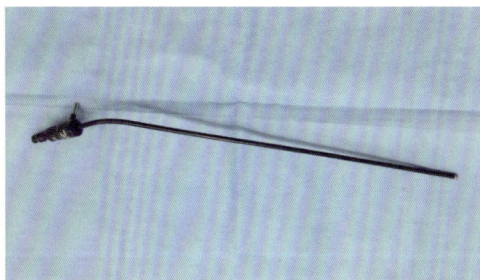

图1-7　电凝吸引器

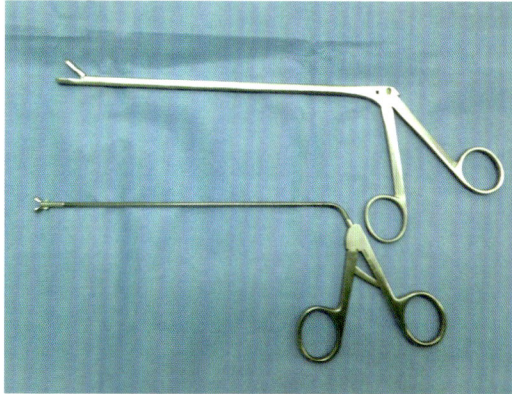

图1-8　活检钳

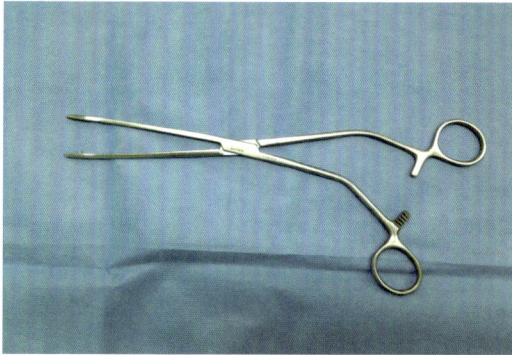

图1-9　抓钳

4. 特制穿刺针

纵隔间隙结构复杂，重要血管多，常有辨识不清的情况，故有时在抓取活组织时应先用特制穿刺针（图1-10）抽吸，以避免穿刺到血管。

5. 钛夹钳

钛夹钳（图1-11）用于夹闭淋巴管或小的血管。

6. 马里兰钳

马里兰钳（图1-12~图1-13）适用于游离食管和切断滋养食管的小血管。

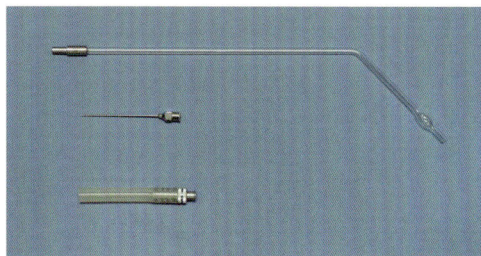

图1-10 特制穿刺针

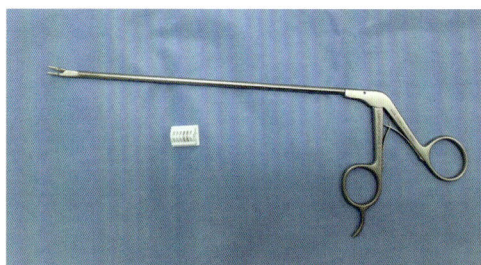

图1-11 钛夹钳

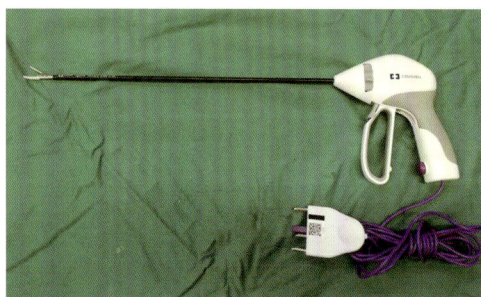

图1-12 马里兰钳

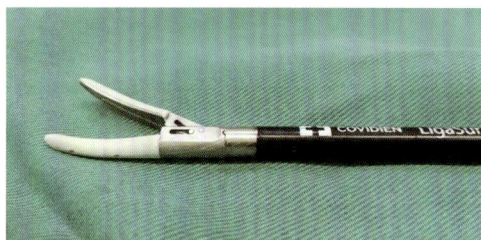

图1-13 马里兰钳

参考文献

[1] FORSEE JH，BIGGER IA，BURFORD TH，et al. The initial management of patients with thoracic injuries[J]. J Ky State Med Assoc，1954，52(10)：774-781.

[2] DANIELS AC. Resection therapy in pulmonary tuberculosis[J]. Am J Surg，1954，88(1)：88-96.

[3] RADNER S. Suprasternal node biopsy in lymphspreading intrathoracic disease[J]. Acta Med Scand，1955，152(5)：413-415.

[4] CARLENS E. Mediastinoscopy：a method for inspection and tissue biopsy in the superior mediastinum[J]. Dis Chest，1959(4)，36：343-352.

[5] Lemoine G，Court P，Mathey J. [Mediastinoscopy. Technic and indications][J]. Ann Chir Thorac Cardiovasc，1965，4(4)：533-537.

[6] PEARSON FG. MEDIASTINOSCOPY：A METHOD OF BIOPSY IN THE SUPERIOR MEDIASTINUM[J]. J Thorac Cardiovasc Surg，1965，49(1)：11-21.

[7] Specht G. [Expanded mediastinoscopy][J]. Thoraxchir Vask Chir，1965，13(6)：401-407.

[8] An evaluation of radiologic and cytologic screening for the early detection of lung cancer：a cooperative pilot study of the American Cancer Society and the Veterans Administration[J]. Cancer Res，1966，26(10)：2083-2121.

[9] Arom KV，Franz JL，Grover FL，et al. Subxiphoid anterior mediastinal exploration[J]. Ann Thorac Surg，1977，24(3)：289-290.

[10] Ginsberg RJ，Rice TW，Goldberg M，et al. Extended cervical mediastinoscopy. A single staging procedure for bronchogenic carcinoma of the left upper lobe[J]. J Thorac Cardiovasc Surg，1987，94(5)：673-678.

[11] 傅尧箕.纵隔镜检查术[J].中华外科杂志，1965，13：760-761.

[12] 陈琦，安若昆.纵隔镜检查术和前纵隔切开术—附91例总结[J].中华胸心血管外科杂志，1993，9(4)：338-339.

[13] 吴一龙，黄植蕃，戎铁华.胸部疑难疾病的纵隔镜检查[J].中华胸心血管外科杂志，1998，14(1)：26-28.

[14] 王俊，赵辉，刘军，等.电视纵隔镜临床应用的初步体会[J].中华外科杂志，2002，40(11)：840-842.

[15] 谭黎杰，徐正浪，仇德惠，等.电视纵隔镜辅助食管切除术安全性探讨[J].中国微创外科杂志，2003，3(5)：406-407.

[16] Wang QY，Li JP，Zhang L，et al. Mediastinoscopic esophagectomy for patients with early esophageal cancer[J]. J Thorac Dis，2015，7(7)：1235-1240.

（蒋波，王中林）

第二章　纵隔镜下淋巴结活检

纵隔淋巴结丰富，其形成的淋巴管网络复杂。纵隔淋巴结是多种肿瘤好发转移的部位，也有单纯表现为纵隔淋巴结肿大的疾病，如结节病、淋巴增生症等。纵隔镜的出现使得纵隔淋巴结（或纵隔其他组织）活检成为可能，并且简单方便，可以为疾病诊断提供明确的依据，最终能够帮助患者获得确实可行的治疗。术前建议行颈胸部增强CT检查，以排除罕见的纵隔血管瘤。

本章介绍纵隔镜从不同的入路对纵隔淋巴结及其他组织进行活检手术，并介绍了相应的电视纵隔镜手术步骤及其方法特点。通常，按照入路和检查部位不同，将纵隔镜手术分为标准的颈部纵隔镜手术和扩大的纵隔镜手术两大类。其中，标准的颈部纵隔镜手术是纵隔镜检查的最常用方法；扩大的纵隔镜手术则是对标准颈部纵隔镜手术的有益补充，用于无法解决又企图对纵隔病灶进行检查和处理的情况，包括扩大的颈部纵隔镜手术、胸骨旁纵隔镜手术以及纵隔镜斜角肌淋巴结活检术等三种手术。胸部淋巴结见图2-1~图2-3。

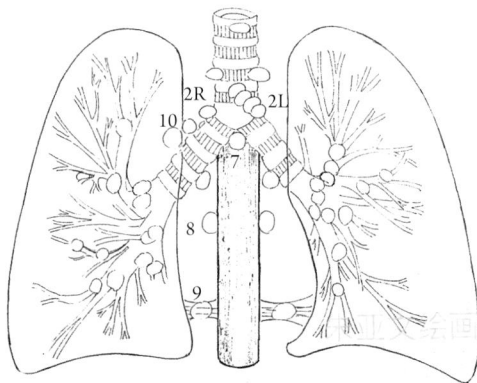

图2-1　胸部淋巴结正面观

12

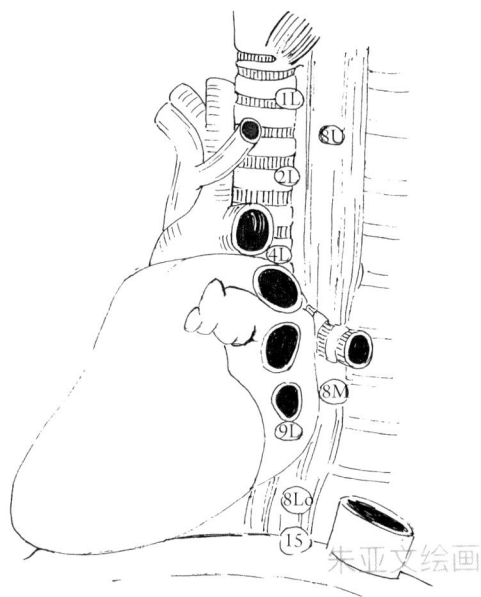

图2-2 纵隔淋巴结左面观

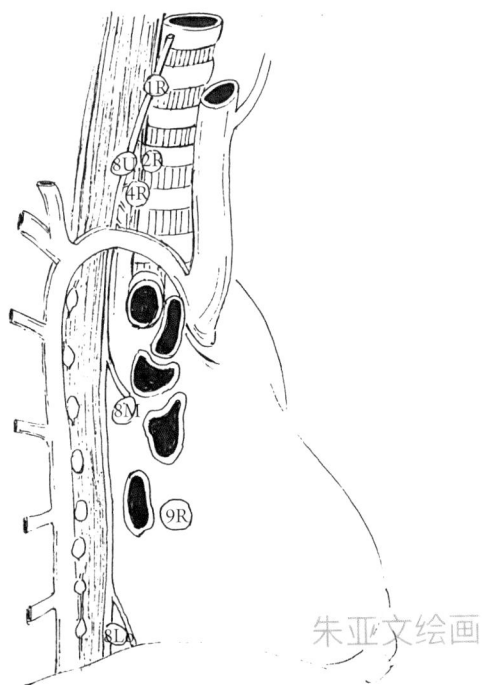

图2-3 纵隔淋巴结右面观

一、标准的颈部纵隔镜手术

标准的颈部纵隔镜检查术是上纵隔探查和肿物活检最常用的方法，也是学习纵隔镜手术首先应该掌握的基本方法。

（一）手术适应证

主要用于纵隔第2、第3、第4、第7组淋巴结，甚至第10组淋巴结以及气管周围病变的辨认与活检。

（二）手术步骤

（1）皮肤切口选择胸骨切迹上一横指处，做一长2 cm沿皮纹方向的横行切口。逐层切开皮肤、皮下组织及颈阔肌，适当向切口上方、下方游离颈阔肌皮瓣，后以乳突拉钩撑开，显露颈前肌群及左右侧颈前肌交界处形成的颈白线。

（2）纵向切开颈白线，用甲状腺拉钩向左右两侧牵开双侧的颈肌群，显露颈白线深处的气管前筋膜。剪开菲薄的气管前筋膜，并做适当游离，提起该筋膜，紧贴气管表面以示指向下做钝性分离，分离气管前壁及侧壁与气管前血管以及病灶组织之间的粘连，直至隆突水平，左右两侧至主支气管旁。遇到分离困难时，切勿使用暴力强行推挤。应注意分离的层次是否正确，一般情况下，气管前筋膜与气管之间的粘连往往是比较疏松的，紧贴气管软骨分离容易且安全；相反，如果没有完全剪开气管前筋膜，于其外侧进行分离，则十分困难，且容易造成无名动脉和左无名静脉等大血管的撕裂，进而引起大出血。钝性分离时，注意用手指探查和感知纵隔内的正常解剖结构和病灶的情况。一般可明显感觉到触及气管、无名动脉、主动脉弓和异常肿块。纵隔淋巴结探查时，应注意有无气管前、气管旁和隆突下淋巴结肿大，同时应探查淋巴结与大血管的关系。因静脉在手指探查分离时不易被明确分辨，而且也是最易发生出血意外的部位，术中分离时要倍加小心。

（3）血管分离完成形成隧道后，沿气管前壁将纵隔镜插入气管前间隙。遇到插入困难时，可在纵隔镜直视下，用钝性吸引器头或小"花生米"纱球进一步分离，且分且进，直至气管隆突水平。在置入纵隔镜的同时，可按顺序观察气管周围、隆突下以及左右主支气管等部位，仔细辨认正常结构与病变组织。气管软骨环可作为纵隔镜深入的引导标记，绝对不能将纵隔镜强行插入未经分离和探查过的区域。

（4）组织活检是纵隔镜手术中最重要也是相对危险的步骤。一切操作必须在直视下进行。病变组织的辨认和定位需要有一定经验。部位、质地和颜色都是确定病灶的重要参考依据，对可疑为病灶组织的结构，应以吸引器头进一步适当游离，基本确定其范围和轮廓，并在此过程中进一步确认，以排除正常结构尤其是大血管的可能，切忌盲目活检。决定活检前，必须先用特制的穿刺针穿刺抽吸以排除大血管的可能。有时对于一些色泽发黑、已明确肯定是淋巴结的结构，在活检前也最好先用穿刺针抽吸（图1-10），因为其可能是一个被血管挤压后形成的扁片状淋巴结，以活检钳贸然钳夹可能造成其深处大血管的撕裂出血。穿刺确定后，首先结合钝锐性方法分离开肿物表面的结缔组织和包膜，清楚显露出肿瘤或淋巴结（图2-4），然后用活检钳对肿块进行部分活检或完整摘除（图2-5）。对于纵隔镜取活检的顺序并没有严格的规定。一般情况下，主张由深及浅，即先取隆突下等较深处的组织，再取靠近胸廓口的病变，以避免由于先取活检的部位出血而影响深处病变的取材。取活检的标本量要足够，对肿大淋巴结必须分层夹取，以提高活检阳性率，满足冷冻病理和石蜡病理切片的需要。

（5）止血也是纵隔镜手术的重要步骤之一。活检完成后，可先以0.9%氯化钠溶液冲洗整个手术野（用50 mL注射器抽吸溶液自纵隔镜镜管尾端注入），吸尽冲洗液后仔细检查，一般出血点可用电凝止血即可，但值得注意的是，在进行左侧第4组淋巴结活检时应尽量避免使用电凝，以免损伤左侧喉返神经。对于活检部位或淋巴结残面的渗血，在电凝止血不奏效时，可自镜管内置入小纱布，填塞压迫数分钟后即可自止（图2-6）。对于压迫止血后仍然存在的小的渗血，可留置止血纱布或止血海绵压迫止血（图2-7）。

（6）在冷冻病理报告已取得确凿的病变组织、创面彻底止血后，从纵隔镜填塞一块适当大小的干纱布至活检手术创面，纱布尾端留在颈部切口外。然

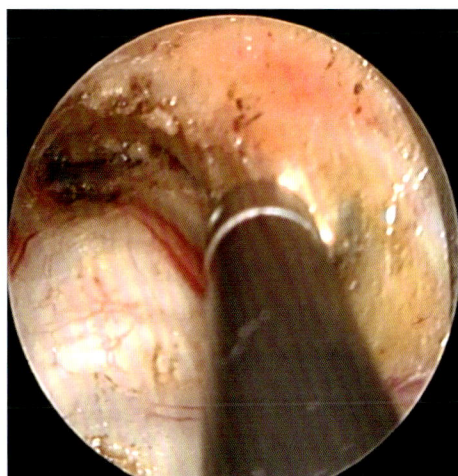

图2-4　显露肿瘤或淋巴结

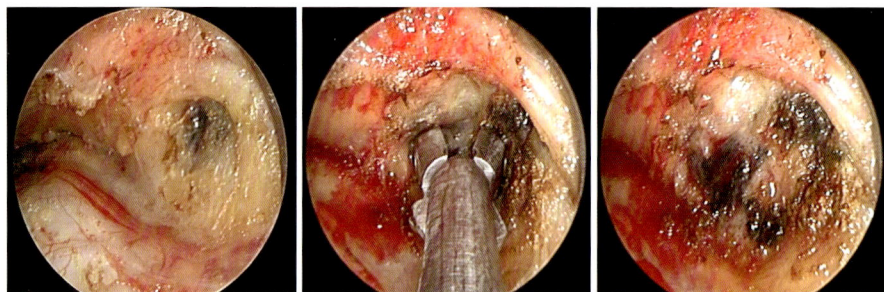

图2-5　淋巴结的活检或摘除

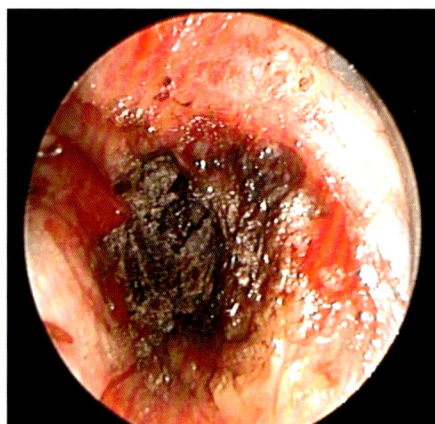

图2-6　淋巴结活检止血后

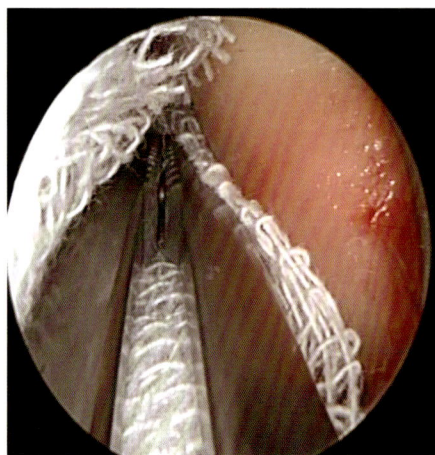

图2-7　留置纱布或止血海绵继续止血

后轻巧地退出纵隔镜。观察3~5 min至切口无渗血、出血后，将填塞的纱布缓慢从切口中取出。进一步检查手术隧道及切口有无出血，确定止血满意后逐层缝合切口，切口的缝合方法基本同甲状腺手术。气管前筋膜不需要缝合，颈白线可间断缝合数针，颈阔肌连同皮下组织一并缝合为一层，最后缝合皮肤。一般不常规放置引流管，伤口不需要加压包扎。

二、胸骨旁纵隔镜手术

胸骨旁纵隔镜手术（parasternal mediastinosco，PM）又称前侧纵隔镜手术（anterior mediastinoscopy，AM），也是目前纵隔镜手术常用的方法之一。

（一）手术适应证

（1）左肺上叶肺癌第5、第6组淋巴结肿大的活检。
（2）评估肺门肿瘤的可切除性（是否为T4）。
（3）穿刺活检失败的前纵隔肿物的活检。
（4）上腔静脉梗阻综合征（superior vena canal obstructive syndrome，SCOS）的诊断。

（二）手术步骤

（1）根据病灶位置决定切口选择胸骨左缘或胸骨右缘；切口位置的高低也要取决于病灶部位，通常选择胸骨旁2 cm处第2或第3肋间，做一长3 cm的横切口。女性患者为了避免损伤乳腺组织，也可采用胸骨旁2 cm的纵行切口。出于进一步的美观考虑，也有作者报告对于年轻女性患者采用沿乳晕的弧形小切口，分离皮下隧道至第2肋间后置入纵隔镜。

（2）沿胸大肌筋膜表面适当游离乳腺并用拉钩拉开皮肤及皮下组织，钝锐性分离开胸大肌至肋骨表面，经第2或第3肋间，切断肋间肌和胸横肌，必要时可切断并切除部分第2或3肋软骨。注意勿损伤胸骨旁肋软骨深处的乳内动脉，以免造成不好处理的出血；如果需要，可结扎切断该动脉。然后用示指自胸膜外向胸骨后纵深分离，建立胸骨旁纵隔镜检查的隧道。

（3）用窄的深拉钩将纵隔胸膜推向外侧，从胸膜外已分离的间隙置入纵隔镜，直视下用吸引器头或小"花生米"纱球进一步游离前纵隔间隙，同时探查第5、第6组淋巴或纵隔肿物。明确活检部位后，同样以特制穿刺针穿刺以除外血管，于典型病灶处多点抓取病变组织送病理检查。若前纵隔肿物紧邻切口，可不使用纵隔镜，在直视下直接取活检。如果手术中未穿破胸膜，一般不放置引流管或引流条。若胸骨旁纵隔镜手术是用于肺门肺癌的可切除性估计，或纵隔肿瘤与胸膜粘连紧密时，则需要进入胸膜腔，手术结束前多需要留置胸腔闭式引流管。

（4）若同时进行颈部纵隔镜手术，则可用双手示指分别从颈部切口和左前胸切口对合探查主动脉旁及主肺动脉窗，这有助于发现和鉴别淋巴结肿大及肿瘤。

（5）活检完成后仔细止血，根据术中情况决定是否留置引流管。

三、扩大的颈部纵隔镜手术

扩大的颈部纵隔镜手术是对标准颈部纵隔镜手术的有益补充。然而由于手术难度相对大，风险较高，临床应用很少，在多数医疗单位，已基本被更为简单易行的胸骨旁纵隔镜手术所取代。

（一）手术适应证

主要用于常规纵隔镜手术难以抵达的第5、第6组淋巴结活检。通常是先做标准的颈部纵隔镜手术，若活检为阴性，则再行扩大的颈部纵隔镜手术。

（二）手术步骤

（1）先行标准的颈部纵隔镜探查和活检，具体操作同前。

（2）颈部纵隔镜探查活检为阴性后，拔除纵隔镜，再次置入示指，于胸骨柄后区可触及斜向右上方走行的无名动脉，顺其下行即可达主动脉。仔细触摸无名动脉及主动脉弓，如发现动脉壁钙化或动脉粥样硬化斑块，则为手术禁忌。

（3）经无名动脉三角，以示指尖紧贴主动脉弓表面向前下方分离，于主动脉弓前，无名静脉后分离形成一隧道，至第5、第6组淋巴结区域。退出示指后，在钝头吸引器的引导下，沿该隧道放入纵隔镜进行这两组血管前淋巴结的分离与活检，基本方法同前述标准的颈部纵隔镜手术。

（4）活检完毕后，仔细止血，一般出血点可用止血纱布压迫或银夹止血。尽量避免使用电凝，以免损伤邻近的迷走神经和膈神经。

（5）冲洗伤口，彻底止血并确认无活动性出血后，拔除纵隔镜，缝合切口，通常不需要放置引流管。

四、纵隔镜斜角肌淋巴结活检术

纵隔镜斜角肌淋巴结活检术是对标准颈部纵隔镜手术的进一步补充和发展。首先进行标准的颈部纵隔镜手术，根据活检结果，选择性地对部分患者经纵隔镜行双侧斜角肌淋巴结活检。实践证实其对精确肺癌分期及减少无意义的剖胸探查手术是有价值的。据报道，在15.4%的N2期及68.49%的N3期肺癌患者中，有发现斜角肌淋巴结隐性转移。

（一）手术适应证

主要适用双侧斜角肌淋巴结触诊阴性、N2、N3期的中央型、非鳞状细胞性肺癌患者。

（二）手术步骤

（1）先行标准的颈部纵隔镜手术，具体操作方法同前。

（2）完成标准的颈部纵隔镜手术后，沿气管前方将纵隔镜拔出至胸廓入口处，并向后外侧旋转，于颈动脉鞘后方进入锁骨上窝。

（3）经纵隔镜用吸引器头或分离钳仔细分离斜角肌脂肪垫，注意避免损伤喉返神经，将所有能辨认的淋巴结完整游离并摘除；确实找不到病变组织或淋巴结时，可取多处可疑部位的脂肪、结缔组织送病理检查。

（4）用同样的方法完成对侧斜角肌淋巴结活检。

（5）活检完成后仔细止血，拔出纵隔镜，缝合切口，通常不需放置引流管。

（陆一民，范啸）

第三章　纵隔镜下交感神经切断术

原发性手汗症是指不受外界温度影响的手部汗腺异常分泌亢进的状态，由于外分泌汗腺分泌过度，患者往往自幼发病，青春期加重，严重妨碍日常工作、学习、生活和社交。手汗症的治疗方法包括保守治疗和手术治疗。保守治疗包括肉毒杆菌毒素注射治疗、收敛药、止汗药、吸水药、镇静药、抗胆碱能药物、电离子透入法等，然而这些疗法需要反复进行并且疗效甚微。自1920年Kotareff[1]首先应用剖胸手术行胸交感神经干切除术治疗手汗症获得成功后，胸交感神经链切除术成为了治疗多汗症的经典方式，但其缺点是手术创伤大，以后虽曾出现各种改良的创伤稍小的手术入路，但霍纳综合征等并发症的发生率仍然很高。近十多年来，电视纵隔镜是继电视胸腔镜之后应用于临床的胸外科新技术。利用电视纵隔镜施行胸交感神经链切断术治疗手汗症，同样可以取得解剖定位准确、创伤小、美容切口、安全可靠、术后恢复快、疗效确实而持久等优势。纵隔镜施行胸交感神经链切断术还可以用来治疗长QT综合征、雷诺综合征等疾病[2]。

一、麻醉和体位

患者全麻，单腔管气管插管，平卧位，头高15°~30°，双上肢水平外展并固定。充分暴露手术野，上肢不得过分外展，防止造成肢体神经麻痹（图3-1）。

二、手术步骤

将体温监测器紧贴在患者的左右手掌心，以对比手术前后双手的温度变化。手术中先行右侧手术，再行左侧手术，以防交感神经切断后引起严重心律失常。取腋中线前缘第3肋间2 cm小切口置入电视纵隔镜（图3-2），同时请

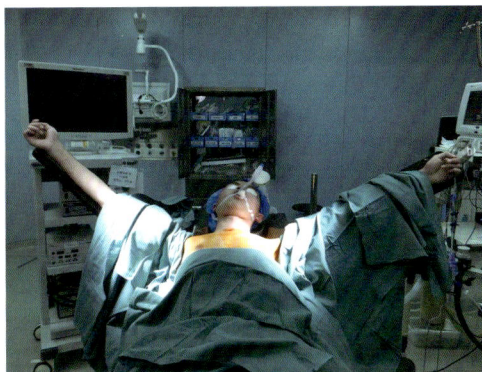

图3-1　手术体位

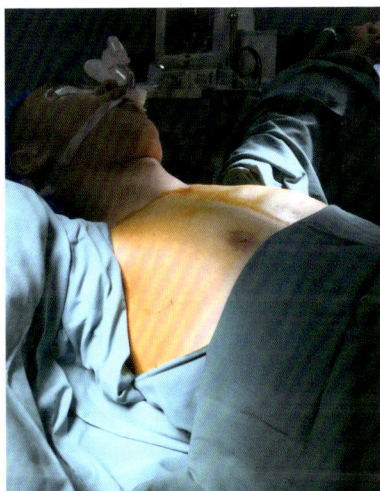

图3-2　手术切口

麻醉医生配合采用低潮气量或停止呼吸2~3 min，使肺萎陷并下垂，此时脊柱旁可清楚地显露胸交感神经链（图3-3）。经镜管放入带吸引器的电钩，确定T2、T3、T4交感神经节的位置，用电钩灼断位于第3或第4肋骨头表面的交感神经干（图3-4），范围应稍宽（图3-5），同时向外侧延长1~2 cm以防侧枝存在（图3-6）。置入普通导尿管涨肺（图3-7），检查无出血后拔出电视纵隔镜，缝合腋前线切口肌层，打结前再膨胀肺排气，确认肺膨胀完全后迅速拔出导尿管，不留置胸腔闭式引流管。同法处理左侧（图3-8~图3-9）。术中注意观察动脉血氧饱和度（SaO_2）的变化，如$SaO_2 \leqslant 80\%$，应暂停手术并恢复正常通气，直到SaO_2正常后，再继续手术。切断胸交感神经干时应密切观察患者的

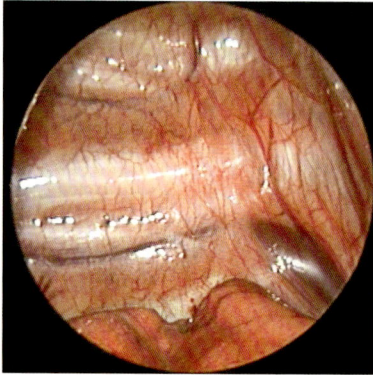

图3-3　交感神经链

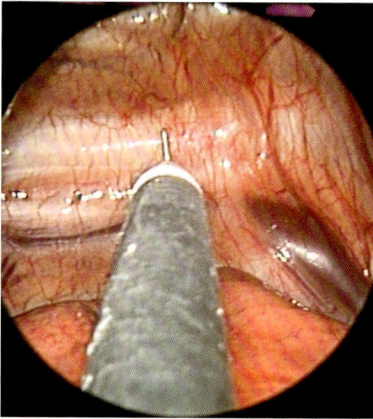

图3-4　用电凝钩切开交感神经旁的胸膜

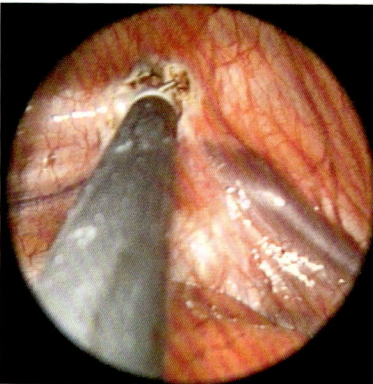

图3-5　用电凝钩挑起交感神经链

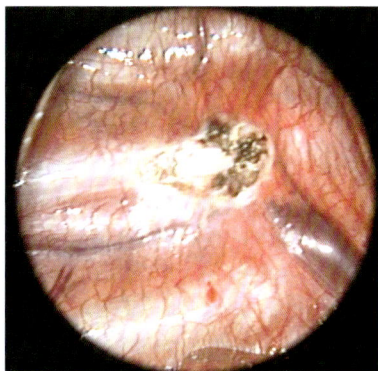

图3-6　切断交感神经链

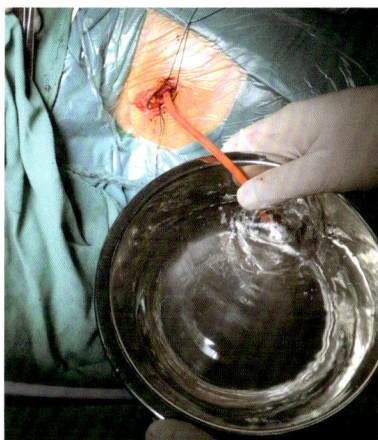

图3-7　以导尿管排气

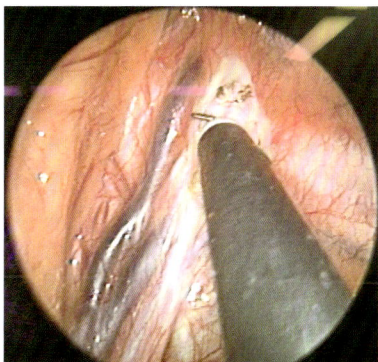

图3-8　同法切断左侧交感神经链（1）

23

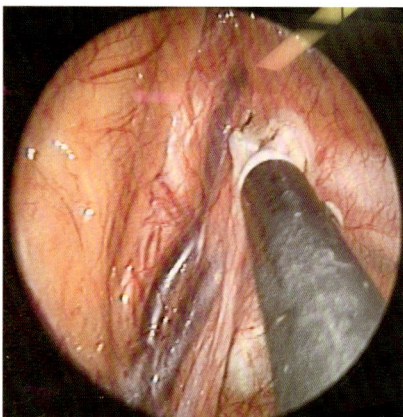

图3-9　同法切断左侧交感神经链（2）

心电监测指标和血压变化，并常规备好抗心律失常药物。注意防止可能发生的严重心律失常甚至心跳骤停。

三、疗效评价

术后双手转暖，症状完全消失，手掌皮肤温度升高>1.5 ℃为治愈；术后双手转暖，手掌出汗症状较前明显减轻，手掌皮肤温度升高1.5 ℃为好转；术后双手仍多汗，手掌皮温较术前增加<1.0 ℃为无效。

四、并发症

（一）气胸与皮下气肿

由于该手术创伤面很小，因此术后常规不留置胸腔闭式引流管。关胸前尽量排尽胸腔积气是预防术后气胸与皮下气肿的关键。

（二）霍纳（Horner）综合征

Horner综合征是该手术最严重的并发症，多由于切除交感神经链位置过高或者过多致星状神经节受损所致。临床表现为术后出现脸部流汗少、眼皮下垂、瞳孔变小。仅有少数患者出现永久性的Horner综合征。

（三）代偿性多汗

代偿性多汗（compensatory sweating，CS）是指患者术后出现胸背部、大腿内侧等部位不同程度的出汗增加现象，是交感神经切断后常见的并发症。仅有极少数患者因此感到烦恼，有学者认为，减少切除交感神经链的范围可以降低该并发症的发生。但一般认为代偿性多汗的出现是无法预料的，一旦出现并无有效的缓解办法。

（四）心律失常

术中患者易出现心律失常，如心动过缓、致死性心律失常及心跳骤停等（患者常有心律失常病史）。心脏骤停是一种罕见但危险的术中并发症，可发生于术中切断或刺激胸交感神经链的瞬间，术中在电灼神经链时应密切关注患者心率和血压的变化，避免恶性心律失常的发生[3]。

五、思考与展望

不言而喻，纵隔镜下交感神经链切断术治疗手汗症，给人们留下了很多悬念。首先，手汗症的发病机制仍不清楚，它到底属于哪一个系统的疾病，神经系统疾病抑或内分泌系统疾病？为何有较多的患者有家族史？它是遗传性疾病吗？或许，基因检测及其定位能解答这些疑问。其次，我们对于手汗症的治疗机制了解得尚比较肤浅，我们知道此手术是阻断了胸交感神经冲动从中枢经胸交感神经到达靶区从而使得手掌不出汗，但仍不清楚这一冲动从中枢经胸交感神经到达靶区是如何完成的？汗腺不再出汗是否有神经体液调节参与？或许人体内还有什么内在关联对此过程施加了影响？更值得探讨的是，我们对代偿性多汗的发生机制仍一知半解，有人认为这可能是人体汗液重新分布现象，但是不同意此观点的学者提出，为何部分患者不发生呢？还有人认为代偿性多汗本身含义表达含糊不清，按此推理，是不是就意味着到某阶段将会"失代偿"？这些问题仍存在争议。纵隔镜相较于胸腔镜具有切口少、创伤小等优点，但在术野的暴露、手术的操作难易度方面仍有一定的缺陷，而且手术医生的学习曲线仍较长，这说明，纵隔镜交感神经链切断术的推广仍需要更多的努力和时间。

参考文献

[1]　刘彦国,石献忠,于恩华等.上胸段交感神经链切断手术的应用解剖研究[J].中华胸心血管外科杂志,2005,21(2):75-77.
[2]　王俊,赵辉,刘军等.电视纵隔镜临床应用的初步体会[J].中华外科杂志,2002,40(11):840-842.
[3]　张文雄,徐建军,熊利华.胸腔镜下交感神经切断术治疗手汗症10年meta分析[J].中华胸心血管外科杂志,2014,30(10):606-610.

（张蕾，汪潜云，俞鹏翼，杨晨）

第四章 纵隔镜下纵隔肿瘤活检及切除术

纵隔内解剖结构复杂，组织来源多样，是多种良性、恶性病变的好发部位。同一病变可能发生于纵隔的不同部位，而同一部位又可能发生多种病变，放射学能提供的影像学诊断资讯有限，又因其没有腔道与外界相通，常用的内镜方法不能发挥作用，致使纵隔病变成为临床诊断中的难点，给临床上治疗方案的确定带来了极大的困扰。而不正确的诊断性治疗和不必要的剖胸探查，大大增加了患者的痛苦。

随着影像学技术的不断发展，胸部CT、MRI目前已广泛应用于临床，大大提高了纵隔肿物的检出率，但仍难以取代病理检查在明确病变性质方面的作用。单纯依靠影像学诊断的误诊率较高，尤其是对于纵隔内淋巴系统来源的良性、恶性病变来说，如恶性淋巴瘤、纵隔淋巴结转移癌以及纵隔淋巴结结核、结节病等，由于它们的影像学表现有许多类似之处，仅靠影像学检查结果临床上往往难以确诊。近年来，正电子发射断层扫描（positron emission tomography，PET）在临床中的应用，虽提高了影像学鉴别良恶性肿瘤的准确性，但仍存在一定的假阳性率和假阴性率，尤其是对于低度恶性肿瘤与纵隔淋巴结结核、结节病等慢性肉芽肿性炎症之间的鉴别诊断难以令人满意。内镜超声或胸部CT引导下的针吸活检术虽可获得细胞学诊断，但由于本身操作技术的限制，应用范围有限，并且因其获取标本量过少，假阴性率较高，尤其是在纵隔淋巴瘤的诊断和分型方面十分困难。为避免误诊误治给患者带来的危害，应采取一切可能的方法获得明确的病理诊断，纵隔镜手术在这一方面有其不可替代的优势。大量临床实践证实，纵隔疑难疾病经纵隔镜检查后，明确诊断率超过90%。颈部纵隔镜手术主要用于气管周围、隆突下及双侧主支气管旁肿大淋巴结及肿物的活检，但主肺动脉窗和主动脉旁，即第5、第6组淋巴结以及前纵隔肿物则为其盲区。扩大的颈部纵隔镜手术或胸骨旁纵隔镜手术可很好地解决上述问题，弥补颈部纵隔镜手术的不足[1]。

纵隔镜应用于纵隔肿瘤的手术分类

（一）纵隔镜在结节病诊断中的应用

结节病是一种原因未明的、多系统、非干酪性肉芽肿性疾病，可侵犯全身多个器官，最常累及胸部脏器（肺及胸部淋巴结），其次为皮肤、眼、神经系统和心脏等。目前研究认为，其病因可能为外源性物质（包括感染、理化、植物等因素）的刺激与人体淋巴免疫系统功能障碍相互作用的结果。因常见纵隔、双侧肺门淋巴结肿大，并常合并两肺多发结节，故以呼吸道吸入性感染为最可能的病因。结节病CT表现见图4-1。

胸部结节病典型的影像学改变是双侧肺门和纵隔淋巴结对称性肿大。胸部结节病的影像学表现比较典型时诊断较易，但临床中仍有不少将典型结节病误诊为肺癌或淋巴瘤进行化疗或放疗的病例；而不典型的结节病更是难以与纵隔淋巴结结核、肺癌、淋巴瘤等疾病相鉴别。据国内很多临床资料显示，结节病误诊率高达63.2%。究其原因主要是：①结节病缺乏特征性临床表现，现有的实验室检查敏感性及特异性较低，对明确诊断价值不大。②纵隔内结构复杂，组织来源多样，纵隔淋巴结肿大的原因十分复杂，可由多种良性、恶性疾病引起，影像学提供的资料对诊断帮助十分有限。③结节病相对少见，临床医生对其认识不足，尤其是对于影像学表现不典型的结节病更是缺乏认识[2]。结节病的诊断需要从三个方面考虑，即与临床表现相符合的影像学改变，非干酪样坏死的组织学依据和排除其他肉芽肿性疾病，其中确诊依赖于对肉芽肿组织的活检。纵隔镜手术在结节病诊断中有如下优点：①操作相对简单，无需进入胸膜腔，不需要双腔气管插管麻醉。②检查范围可包括上纵隔气管周围淋巴结、气管左右侧和隆突下淋巴结。③并发症的发生率相对较低[3]。

手术方法详见颈部或胸骨旁纵隔淋巴结活检。

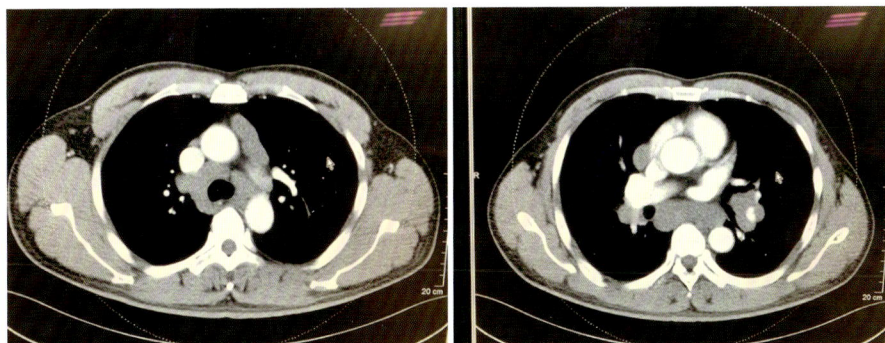

图4-1　结节病CT表现

（二）纵隔镜纵隔囊肿切除术

纵隔囊肿较为少见，占原发纵隔肿瘤的5%~10%。多数纵隔囊肿患者无自觉症状，未被发现或偶然被发现。综合文献报道显示，3%~75%的患者有相关症状。临床症状多由囊肿对邻近脏器的压迫引起。成人最常见的症状是隐约的胸部不适感，伴有咳嗽、呼吸困难、吞咽困难、感染的症状和体征等。此外，较少见的症状包括咯血、声音嘶哑、冠状动脉受压造成心肌梗死、心律失常、脓胸、上腔静脉阻塞综合征或右心室流出道狭窄等。

对于有症状的纵隔囊肿，外科切除是最佳选择。而对于无症状的纵隔囊肿是否应该手术切除尚有争议。大多数学者认为，一旦囊肿引起症状尤其是继发感染等可导致手术切除困难。此外，个别囊肿还可能发生恶变，因此主张无症状的囊肿也应手术切除，以明确组织学诊断，并防止并发症的发生。

手术方法

随着现代微创技术的不断完善和发展，经纵隔镜纵隔囊肿切除术更具微创优势：它不需双腔气管插管、单肺通气、手术创伤更小、术后恢复更快，治疗费用低。适应证和禁忌证：纵隔镜纵隔囊肿切除术的适应证较少，仅能探查处理气管旁的囊肿；直径大、粘连重有反复感染史的囊肿，难以经纵隔镜完整摘除，且手术危险性大，应慎用或禁用。在熟练掌握纵隔镜手术的基础上，对于直径<5 cm，与周围组织无明显粘连的气管支气管囊肿可试行经纵隔镜切除。手术患者可采取平卧位（图4-2），取左侧胸骨旁第2肋做一长约4 cm的切口，切开皮肤、皮下组织、肋间肌，切断部分第2肋软骨，注意保护胸廓内动脉，然后用示指伸入胸骨后前纵隔，将左侧纵隔胸膜推向外侧，打开胸腺前方筋膜，手指钝性分离至主动脉弓前方，放入纵隔镜，探查并分离肿块包膜，切

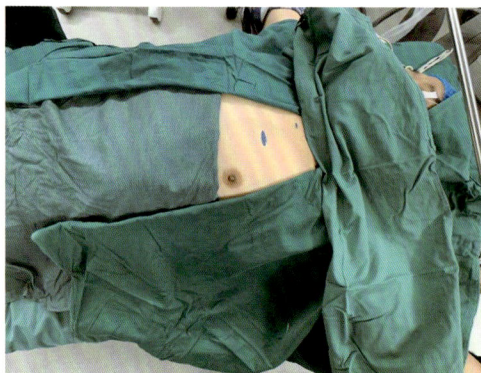

图4-2　手术体位

除肿物。一般认为，对于气管周围直径<3 cm的孤立病灶，可直接在纵隔镜下切除，达到诊断与治疗同步进行的目的。对较大的囊肿可先经穿刺抽出部分囊液，以更有利于切除[4]。

（三）纵隔镜胸腺瘤切除术

胸腺瘤是最常见的纵隔肿瘤之一，占纵隔肿瘤总量的20%~26%。胸腺瘤有75%位于前纵隔，20%位于前上或上纵隔。CT扫描是诊断胸腺瘤最敏感的方法，可以明确胸腺瘤的位置、大小及范围，并可初步判断胸腺瘤的浸润状况。典型的胸腺瘤为与纵隔相连的一侧或双侧阴影，呈"倒钟形"或弧形，轮廓完整，有结节分叶状改变。增强CT可清晰地显示胸腺瘤与大血管的关系，从而为进一步判断胸腺瘤浸润程度、胸腺瘤与大血管的关系。超声、CT引导下的经皮细针穿刺对胸腺瘤的诊断或有益，但往往因组织量少而难以确诊，且难以与纵隔淋巴瘤和其他恶性病变相鉴别。纵隔镜检查可以获取充足的病变组织，对无法经胸穿刺或诊断失败的病例，可选择纵隔镜检查术以明确病理诊断。

手术方法

对于重症肌无力且无胸腺瘤的患者，可经纵隔镜将胸腺切除并切除前纵隔脂肪。患者取仰卧位，手臂固定于两侧，肩背部垫高，头后仰，使颈部充分伸展。在胸骨切迹上2 cm处做一长度为3~4 cm的横切口，逐层切开皮肤、皮下及颈阔肌至胸骨后间隙，沿此间隙置入纵隔镜，游离显露胸腺左右上极，分别使用双7号线结扎牵引，用胸骨悬吊拉钩牵引胸骨上端，充分暴露前纵隔，并判断其质地、有无实质性肿瘤及与周围组织之间关系。此时需经颈置入纵隔镜，游离胸腺双下极及前纵隔脂肪，牵拉胸腺组织，将胸腺及前纵隔脂肪完整切除。仔细检查胸腺床有无活动性出血，并证实被切除胸腺组织的完整性，确认无名静脉、上腔静脉及主动脉弓上缘无残留胸腺和脂肪组织。

（四）纵隔镜切除神经源性肿瘤

神经源性肿瘤占纵隔肿瘤的19%~39%，是纵隔最常见的肿瘤之一。约97%位于后纵隔、多起自脊神经、交感神经干、肋间神经和迷走神经。大多为良性肿瘤，如神经鞘细胞瘤、神经纤维瘤等；恶性肿瘤发生率为3%~19%，如神经母细胞瘤、恶性神经鞘瘤等。①神经鞘细胞瘤：源自肋间神经，多为良性，生长缓慢，包膜完整，表现为后纵隔圆形或类圆形团块阴影，密度均匀，边缘光滑。②神经纤维瘤：表现为孤立性肿瘤，影像学征象与神经鞘细胞瘤类似。③神经节细胞瘤：常发生在儿童和年轻人，表现为巨大的后纵隔肿瘤，源于后纵隔交感神经链的节细胞，分为神经节细胞瘤、神经节母细胞瘤和神经母细胞瘤。④副交感神经节细胞瘤：属APUD系统肿瘤，分为嗜铬细胞瘤和化学感受器瘤，X线表现变异较大，主动脉体部位发生者紧靠大血管和心底部，多数属良性肿瘤。⑤神经鞘来源的恶性肿瘤：包括恶性神经鞘瘤和恶性神经纤维瘤，表现为一侧胸腔内的巨大肿物，侵犯性强，恶性程度高[5]。

较小的后纵隔神经纤维瘤或有蒂的胸壁肿瘤可经纵隔镜试行切除。但对于较大的神经纤维瘤、有蒂连于椎间孔或椎管内同时有肿瘤（肿瘤呈哑铃样）的患者应禁忌使用纵隔镜。

参考文献

[1] 王俊,赵辉,刘军等.电视纵隔镜临床应用的初步体会[J].中华外科杂志,2002,40(11)：840-842.

[2] 吴一龙,黄植蕃,戎铁华.胸部疑难疾病的纵隔镜检查[J].中华胸心血管外科杂志,1998,14(1)：26-28.

[3] 赵辉,王俊,刘军等.纵隔疑难疾病的纵隔镜诊断和鉴别诊断[J].中国微创外科杂志,2002,2(5)：281-282.

[4] 苏雷,支修益.电视纵隔镜在纵隔疾病诊断中的应用[J].中国微创外科杂志,2009,9(2)：186-187.

[5] 毕成,李波,田永定.电视纵隔镜在纵隔肿物诊断及肺癌分期中的应用[J].中国实用医药,2012,07(7)：111-112.

（张蕾，俞鹏翼，杨晨）

第五章　纵隔镜在纵隔感染性疾病中的应用

　　纵隔感染的治疗比较复杂，纵隔感染可以很快导致患者进入感染性休克，预后差，也可以导致食管主动脉瘘等严重并发症进而导致死亡[1-2]。纵隔感染需要早期治疗[3]，目前电视纵隔镜手术（VMS）广泛用于纵隔及肺部疾病治疗，其适应证不断扩大[4]。下行性纵隔炎，食管或贲门术后的消化道瘘，胸段食管异物穿孔以及晚期食管癌穿孔[1]导致的纵隔感染都是纵隔镜下纵隔引流的适应证。

　　纵隔镜通常是由胸骨上窝直接进入纵隔而不经过胸腔的。经过胸膜腔打开纵隔胸膜进行引流对纵隔感染来说为低位引流，所以我们采用经胸腔纵隔引流术治疗纵隔感染。

一、适应证

　　（1）有明显的临床症状，胸部CT扫描显示存在纵隔感染，尤其是五官科下咽部感染性疾病，形成纵隔蜂窝织炎，有包裹性脓肿。

　　（2）对于胸段食管异物穿孔的情况，术前发现较小的异物，可用纵隔镜一试。

　　（3）对于消化道手术包括食管癌、贲门癌等手术术后消化道瘘所致纵隔感染需要引流的情况，该方法同样适用。

二、禁忌证

　　（1）术中发现胸腔感染重，粘连重，纵隔镜下难以完成手术者建议行开放性手术或胸腔镜手术。

　　（2）对于胸段食管异物穿孔的情况，术前发现较大的异物，胃镜难以取出，纵隔镜也难以取出者，可考虑行胸腔镜手术或开放性手术。对于破口大、需要修补食管破口的情况，纵隔镜引流不合适。

（3）胸段食管异物穿孔的患者术前接受胸部平扫+增强CT检查，需要明确重要结构尤其是主动脉是否受累时[5]，该方法不适用。

三、手术方法

本章主要对食管异物穿孔的治疗作相应介绍，下行性纵隔炎，食管或贲门术后的消化道瘘所致纵隔感染的治疗方法也大致与此相同。

患者术前接受胃镜检查，明确食管破口位置，若发现异物予以取出，若没有发现异物，则胃镜不刻意寻找异物。手术指征一旦确立，应尽早手术。患者取平卧位，全麻下双腔气管插管，术侧上肢外展，患侧胸部垫高。选择右胸入路。取腋中线第4或第5肋间3 cm切口进胸，单肺通气，电视纵隔镜下插入电凝吸引器，钝性或电烫分离胸腔内粘连，并彻底打开纵隔胸膜，尤其是脓肿所在位置的胸膜（图5-1~图5-2），吸净纵隔内脓液，脓液送检进行细菌学培养。术中予以大量0.9%的氯化钠溶液冲洗纵隔、胸腔，放置纵隔引流管和胸管；术中使用胃镜将鼻肠管送入十二指肠以备术后肠内营养支持。术后常规予以肠内营养支持，视情况决定是否冲洗纵隔。早期使用万古霉素类+碳青霉烯类抗生素进行抗感染治疗，然后待细菌培养结果出来后依据细菌培养结果选择敏感抗生素进行抗感染治疗。一般于术后1周后开始饮水。

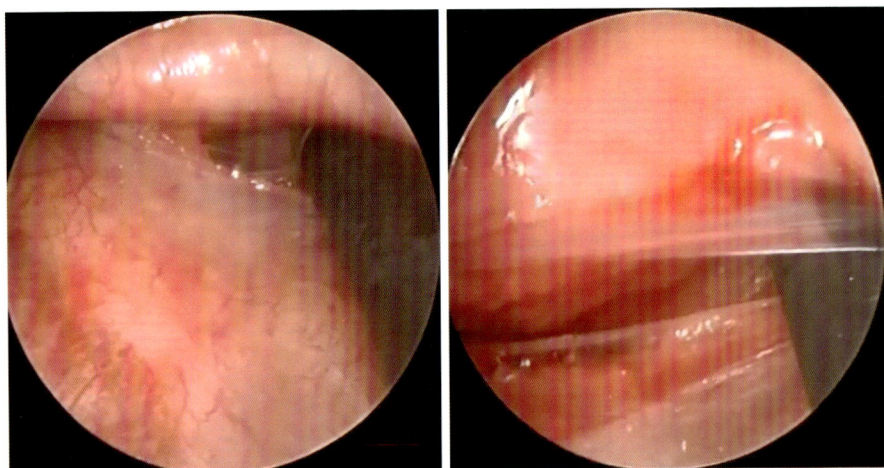

图5-1 吸引器分离食管与主动脉之间的间隙

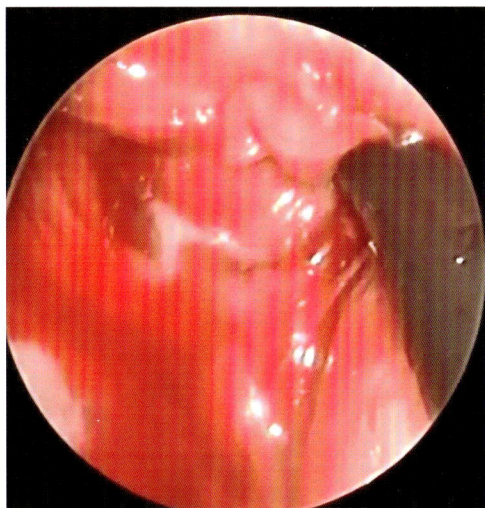

图5-2　可见脓液流出

四、其他注意事项

（1）若术前胃镜已经取出异物则最好。若胃镜未发现异物，CT未发现异物位于纵隔内，考虑异物可能进入消化道远端，术中不用刻意寻找。若CT提示异物位于纵隔内，则要求在术中寻找异物并取出。

（2）在小的食管穿孔术中不用修补食管破口，需要做好充分引流。

（3）术中需要将纵隔胸膜充分打开，以便通畅引流。

（4）已发生感染性休克的患者预后差。

参考文献

[1]　王军,蒋南青,张蕾,等.电视纵隔镜手术治疗食管源性纵隔感染[J].中华胸心血管外科杂志,2014,30(3):172-173.

[2]　Okonta KE,Kesieme EB. Is oesophagectomy or conservative treatment for delayed benign oesophageal perforation the better option? [J]. Interact Cardiovasc Thorac Surg,2012,15(3):509-511.

[3]　闫天生.纵隔炎诊治应尽早外科干预[J].中国肺癌杂志,2018,21(4):339-340.

[4]　王俊.纵隔镜手术学[M].北京:北京大学医学出版社,2007:120-121.

[5]　王其彰,李保庆,张会军,等.113例食管破裂与穿孔的外科治疗[J].中华胸心血管外科杂志,2007,23(4):240-241.

（蒋南青，王军）

第六章　纵隔镜下食管癌手术

一、食管癌流行病学

　　全世界每年约有48万（1996年）人发生食管癌，占所有恶性肿瘤新发病例的4.6%，其中80%的新发病例发生在发展中国家。食管癌的病死率高，每年达43万左右，占癌症病死率的5.4%，亚洲人（中国人、日本人）的发病率高于欧洲人及美洲人。食管癌发病率最高的地区是亚洲的"食管癌带"，包括伊朗高发区贡巴达区，并由伊朗向北部延伸，通过中亚各国，一直到我国太行山区。由全国肿瘤防治办公室1990—1992年进行的年抽样调查结果显示，食管癌占肿瘤死因的16.05%，居城市恶性肿瘤死亡第4位，农村恶性肿瘤死亡第3位。我国食管癌的发病率、病死率，农村均高于城市。全国有许多高发区：①太行山区（河南、河北、山西）；②四川北部地区；③江苏北部地区；④大别山地区（湖北与安徽交界）；⑤粤闽交界沿海地区；⑥新疆地区，尤其是哈萨克族居住区。食管癌的发病一般是男性多于女性。高发区男女比例相近，在我国，男女之比为2:1。食管癌好发年龄为60~64岁，其次为65~69岁，35岁以下及70岁以上的发病率较低。近年来食管癌的发病年龄有低龄化趋势。1994年上海市食管癌的标化发生率男性为10.1/10万，女性为4.0/10万，居全部恶性肿瘤的第6位和第10位，总发病率为10.9/10万，居第7位；我国河南省林县35~64岁食管癌的发病率高达478.87/10万，为目前世界高发区之一。河北磁县男女食管癌发病率分别占其全部恶性肿瘤患者的58.4%和59.4%；广东省南澳县食管癌发病率和病死率均居该县恶性肿瘤首位。江苏省扬中市1991—1998年食管癌标化发病率为82.84/10万。

　　食管癌的世界病死率：男性9.3/10万，女性3.8/10万。1990—1992年全国1/10人口抽样死亡调查结果显示：男性食管癌病死率为27.73/10万，女性为13.63/10万，分别为WHO 1998年公布全世界数据的3.1倍和3.6倍。1980年全国恶性肿瘤死亡回顾调查资料显示：我国各省、市、自治区（台湾省资料暂缺，下同）食管癌中国人口调整病死率以河南省为最高（32.22/10万），接下来依次为江苏（29.22/10万）、山西（22.06/10万）、河北（21.50/10万）、福建（20.77/10万）、陕西（20.32/10万）、安徽（19.10/10万）、湖北（15.10/10万），以上8省食管癌病死率显著高于全国平均水平（14.59/10万）；四川省与全国平均水平接近；其余20个省、市、自治区均低于全国平均水平。食管癌病死率水平最低者为云南省（1.05/10万），与全国平均水平相差14倍，与河南省相差30倍。

近40年来，全世界大多数国家的食管癌总发病率相对稳定或略下降，但大部分食管癌高发地区食管癌的发病率和病死率仍居高不下，只有极少部分地区出现了下降。国内外移民流行病学调查研究的资料表明，高发区居民移居到低发区后，食管癌仍然保持相对高发。我国各地资料有所差异，总体来看，食管癌高发区相对稳定或略有下降，仍保持较高的水平。低发区发病率略有下降。少数地区食管癌发病率升高。我国食管癌平均死亡年龄为63.49岁。从各年龄组病死率来看，自1980年以来45~49岁以下组略有下降趋势。根据河南省1974—1986年恶性肿瘤流行动态分析结果可见，全省食管癌病死率20世纪80年代与20世纪70年代相比，略有下降趋势，但高发区没有明显下降。1988—1997年食管癌高发的太行山区食管癌发病率和病死率均呈下降趋势，但下降较为缓慢。河南省林县食管癌病例发病登记和死亡报道资料显示40年来食管癌的发病率变化不明显。在食管癌低发区江苏省海门县食管癌的病死率自1968年以来男性一直为15.7/10万~23.8/10万，女性为8/10万~15.7/10万。上海市自1963年以来食管癌发病率和病死率有明显下降趋势。如70年代与60年代相比，男性下降了27%，女性下降了23%；20世纪90年代与20世纪70年代相比，男女合计下降大约36%。江苏省盐亭县食管癌病死率一直居各种恶性肿瘤死因的首位，并随年代后移而趋于上升，在全部恶性肿瘤死亡中的顺位未变，但随年代后移所占的比例下降了29.23%。

近20年来，发达国家食管腺癌的发病率明显增加，而食管鳞癌发病率趋于稳定或略有下降，而其他国家食管鳞癌发病率相对稳定或略有下降，中国绝大多数食管癌为鳞状细胞癌（约占95%），而腺癌仅占5%左右，该比例几十年无明显变化。

二、纵隔镜食管癌手术发展历程

1959年，Carlens首次报道了纵隔镜手术，当时主要用于上纵隔的探查和淋巴结摘除，由于当时所使用的纵隔镜视野小、功能简单、操作不方便，因而此种技术发展较慢，一直未进一步扩大应用。电视纵隔镜（vedio mediastinoscopy，VM）的问世弥补了传统纵隔镜的不足之处，因而扩大了纵隔镜的应用范围。2009年，Venissae等采用VM或电视纵隔镜辅助（video-assisted mediastinoscopy，VAM）施行了手术765例，其中742例用于疾病诊断和分期，仅23例用做治疗，具体包括甲状腺癌切除、纵隔淋巴结摘除、左全肺切除术后支气管胸膜瘘修补、纵隔囊肿切除、异位甲状旁腺切除，食管切除等。VM绝大多数用于肺癌的诊断和分期，Buess等于1990年首次将VM用于食管癌切除，作者采用纵隔镜技术为7例食管癌患者不开胸切除食管癌获得成功，手术方式为经颈部切口置入纵隔镜，采用电凝方法处理食管滋养血管。他们认为该方法对纵隔组织结构显露较好，且术中失血量少，术中、术后不需特殊处理，该技术为食管癌外科领域带来了突破性进展，此后国内外陆续有VAM用于食管癌切除的报道，也总结了许多有益经验。

自VM出现后用做诊断性技术和肺癌术前分期的金标准已广泛用于临床。Buess和Becker于1990年首次将其作为食管癌的治疗手段，以后不断有关于应用VM行食管癌切除的文献报道。通过PubMed检索出有关VAM食管癌切除的文献13篇，总计142例，以Tangoku等和Bumm等报道得最多，分别为42例及47例。142例中有117例为VAM联合经食管裂孔行食管癌切除术，仅25例为经腹腔镜游离下段食管。5篇3例以下的个案报道均为年龄大、肺功能差或存在胸腔疾病不宜施行剖胸手术的患者，1例患者采用气室VM技术进行食管切除。国内VAM食管癌切除术起步较晚，首先由徐正浪等于1999年用VAM食管癌切除10例，此后国内有多家医院陆续开展了这一技术。至2003年谭黎杰等再次报道，该院采用VAM食管癌切除病例数已增至32例，并与28例常规剖胸食管癌切除的疗效进行了比较。2004年，张勉和张诠报道23例，与同期24例剖胸食管癌切除的近期疗效进行对比。2005年，徐志飞等和2006年秦雄等共报道8例，该组病例均采用腹腔镜游离胃及下段食管，是国内最早采用VM联合腹腔镜进行食管切除者。同期王中林等用VM切除早期食管癌15例。上述5家医院总计报道病例78例，除徐志飞等采用腹腔镜外，其余病例腹部均为常规剖腹手术。关于下段食管游离方式亦有不同，其中，徐正浪等和谭黎杰等采用经裂孔游离，将食管上提至颈部；王中林等采取纵隔镜下食管游离术进行。

收集国外资料报道（142例）和国内资料报道（78例）共220例VAM食管癌切除资料。除Bumm等的死亡率为4.3%（对照组为6.4%）外，其余文献报道均无死亡病例，亦无与纵隔镜手术直接导致奇静脉、胸导管损伤的相关报道，仅少数文献报道有喉返神经损伤，作者们均认为VAM食管癌切除是安全、可行的，但绝大多数报道均缺少与开胸食管癌切除进行对比观察的结果。Bumm等对47例经裂孔游离下段食管腺癌，纵隔镜游离上、中段食管及淋巴结清除，并与62例传统经裂孔食管癌切除对照，除并发症发生率低于对照组外，远期疗效亦优于对照组，206例患者术后5年生存率为75.73%（156/206）。国内张勉和张诠对23例纵隔镜联合剖腹食管内翻拔脱（VAM组）与24例不剖胸内翻拔脱（对照组）进行了对比观察，两组术后均无严重合并症，但VAM组1年、3年生存率明显高于对照组（91%、73% *vs.* 66.7%、33.3%，*P*<0.01）。谭黎杰等对32例VAM经裂孔食管癌切除与28例传统（Ivor lewis）剖胸食管切除进行了比较，两组并发症发生率无明显差异，但喉返神经损伤率、心律失常发生率前者高于后者。随着VAM技术的成熟与术者的熟练，这些并发症的发生率明显下降。到目前为止，对VAM食管癌切除术进行报道的作者均认为该技术是安全可行的。大家普遍认为，通过清晰放大的镜下手术视野进行操作，可使对滋养食管血管的处理更为确切，因而可以明显减少手术失血量；另外，由于VAM食管癌切除不需开胸，因而明显减少了术中对心肺的刺激和干扰，使术后肺部并发症的发生率明显降低，也缩短了患者在ICU的停留时间。在内镜图像监视下可以良好地暴露纵隔内结构和食管旁肿大淋巴结，并可用纵隔镜器械对食管旁淋巴结进行游离和摘除，避免了常规经裂孔食管癌切除术纵隔淋巴结清除不彻底的缺点。由于借助VAM可以进行较为彻底的纵隔淋巴结清扫，有可能提高食管癌患者远期的治疗效果，对年老、因肺功能或胸腔疾病不能接受剖胸手术的食管癌患者而言，无疑增加了手术的可选择性。

三、纵隔镜食管癌的术前准备

食管癌的患者在术前需要做各方面的充分准备，以降低术后并发症的发生率，提高手术成功率。

（一）常规检查、术前锻炼及呼吸道、营养准备

患者应于术前完善如下检查：①血常规、尿常规、大便常规检查；②肝功能、肾功能、甲状腺功能检查；③血气分析、凝血功能检查；④心电图、胸部X线片、腹部B超检查。对于60岁以上的患者，应同时完善心肌标志物、心脏彩超检查。

多数患者不习惯在床上大小便，术前应加以宣教并指导练习。手术后患者常因切口疼痛而不愿意咳嗽，在术前应学习正确的咳嗽排痰方法。有吸烟史的患者，术前至少戒烟2周，同时通过雾化、化痰等做好呼吸道准备。

食管癌患者常在术前合并营养不良，包括蛋白质缺乏、血容量不足、耐受失血或休克的能力降低，低蛋白血症易导致组织水肿，影响吻合口及切口的愈合，并易在术后受细菌侵袭，出现严重感染。为避免出现上述状况，术前1周可以给予肠内营养制剂改善营养状况，纠正水、电解质失衡，纠正低蛋白血症，输血以纠正贫血。

（二）胃镜

胃镜是诊断食管癌最直接、最基本的检查。所有患者术前均需行胃镜检

查，以明确诊断及病理类型，同时初步了解病灶的位置、大小、形态、侵犯深度等情况。

（三）上消化道钡餐透视

术前需通过上消化道钡餐透视来了解病灶的位置、长度、侵犯深度等情况，以选择适当的手术方式。

（四）胸腹部CT检查

胸腹部增强CT检查可用于食管癌的早期诊断、鉴别诊断及临床分期。CT检查在我国较为普及，术前胸部CT检查对食管癌能否切除及手术入路的判断有较高的准确性。CT不仅能清晰地显示食管病变的大小、形态以及肿瘤的腔外侵犯情况，也能估计手术的难易程度，减少不必要的探查术，同时能较准确地反映食管壁厚度、肿瘤的大小、肿瘤与主动脉接触面的角度，以及肿瘤周围气管、支气管的形态等。同时根据肿瘤与周围主要器官的解剖关系，对于能手术治疗的患者（食管癌Ⅰ期、Ⅱ期、Ⅲ期）食管癌外侵程度进行有效评价，积极行手术治疗以获得最佳的治疗效果。但是对于微小转移的淋巴结（直径<1 cm）及炎性肿大的淋巴结也容易作出错误诊断。对T3、T4瘤体的检查，CT检查因其能精确地显示胸腔、纵隔及上腹部解剖轮廓，有助于与纵隔肿瘤鉴别，也能克服食管癌淋巴结转移不受分段限制，沿食管纵轴呈区域、双向、连续、跳跃性转移的特性而带来的困难。

（五）超声胃镜检查

超声胃镜（EUS）可探测癌肿侵犯深度及其周围淋巴结转移情况。据报道，EUS诊断癌肿侵犯深度的准确性达52%~92%，诊断淋巴结转移的准确性为69%~88%。EUS可区分Ⅰ期和Ⅱ期癌瘤，同时也能了解食管周围淋巴结肿大情况。若EUS探头能通过狭窄段，则可对腹段食管癌进行准确分期，并提供其向腹膜后及胃左淋巴结转移的情况。对明显食管狭窄者，因为食管腔内探头不能通过，所以会有20%~60%的患者因食管过度狭窄而不能行超声内镜检查。

（六）重要脏器功能评估和基础疾病控制

1. 心血管系统评估

高血压患者在术前需调整降压药物，控制血压平稳。冠心病患者手术耐受力差，易发生心搏骤停，需完善冠状动脉CTA检查，必要时行冠状动脉造影。有急性心肌梗死病史的患者，6个月内不宜行择期手术，6个月以上，在完善上述检查的基础上没有心绞痛症状者，可在严密监测下施行手术。心力衰竭的患者原则上建议保守治疗。

2. 呼吸系统评估

术前完善肺通气弥散功能检查，结合动脉血气分析结果，判断患者是否耐受全身麻醉，并评估手术风险。严重肺功能不全或极差者，并发症发生率及病死率都极高，需在肺功能改善后再行手术。合并其他呼吸系统疾病者，如哮喘、肺部感染等，应先处理呼吸系统疾病后再择期手术。

3. 基础疾病控制

调控糖尿病患者的血糖，使其血糖稳定在轻度升高状态（7~10 mmol/L），手术需尽早进行，以缩短禁食时间，避免酮体生成。术后应监测血糖及尿糖，及时调整胰岛素用量。控制其他基础疾病，如肝脏疾病、肾脏疾病、肾上腺皮质功能不全、凝血功能异常、脑梗死等，均应积极处理。

四、纵隔镜下食管癌手术流程

（一）食管的游离

1. 手术切口——颈部切口

左颈部胸锁乳突肌前缘，长度为5~8 cm。食管位于气管后方偏左。毗邻：前：气管；后外：交感干；外：颈动脉鞘、甲状腺；后：食管后间隙、椎前筋膜和颈长肌、脊柱。切开皮肤及皮下组织，拉开胸锁乳突肌，切开舌骨下肌群，暴露甲状腺。以两把拉钩分别拉开胸锁乳突肌及甲状腺，注意保护颈鞘及甲状腺血管，即可见颈段食管（图6-1~图6-3）。

2. 左喉返神经的游离及保护

于食管气管沟小心地将喉返神经锐性游离处理，以丝线标记，并注意保护。同时清扫区域可疑淋巴结。

3. 置入纵隔镜操作

直视下沿食管左后侧向下适当游离颈部食管后，将纵隔镜沿颈部切口，置入纵隔镜，首先从食管左后方游离，直达下肺静脉水平，并置入纱条以作标记，兼有压迫止血作用。

在胸骨入口水平钝性分离食管，用直角钳套纱带，用作牵引食管。然后

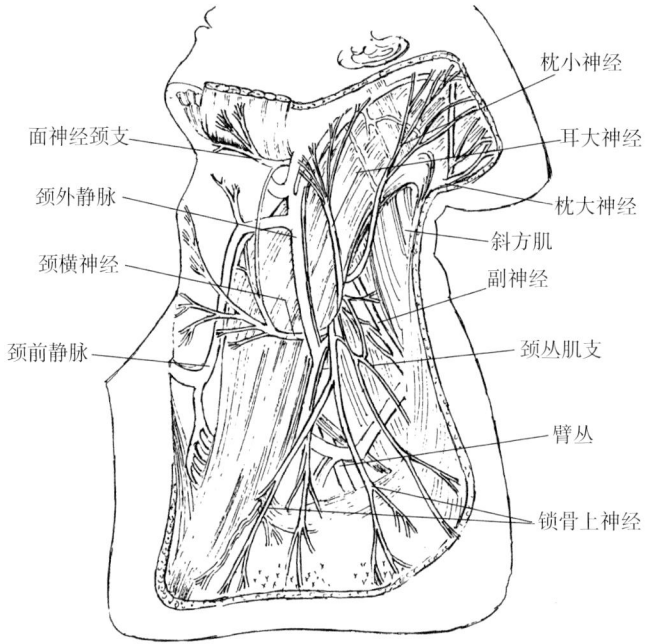

枕小神经
面神经颈支
耳大神经
颈外静脉
枕大神经
斜方肌
颈横神经
副神经
颈前静脉
颈丛肌支
臂丛
锁骨上神经

图6-1　颈部解剖（1）

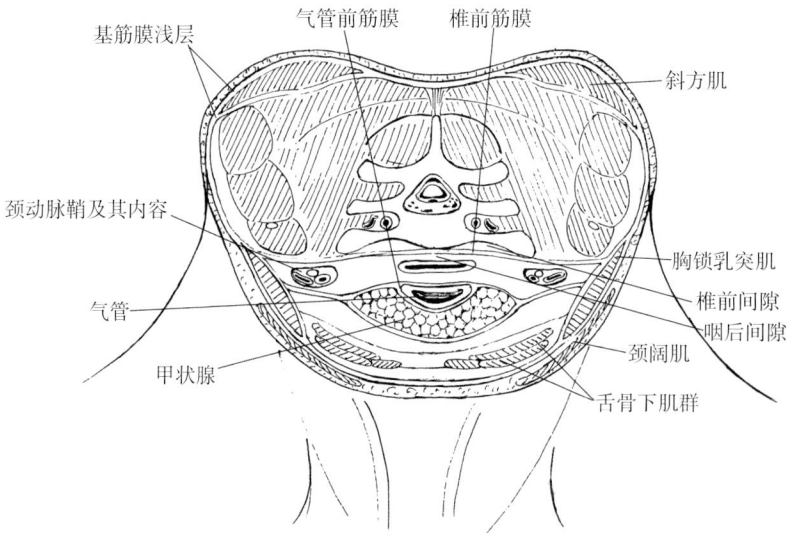

基筋膜浅层
气管前筋膜
椎前筋膜
斜方肌
颈动脉鞘及其内容
胸锁乳突肌
椎前间隙
气管
咽后间隙
甲状腺
颈阔肌
舌骨下肌群

图6-2　颈部解剖（2）

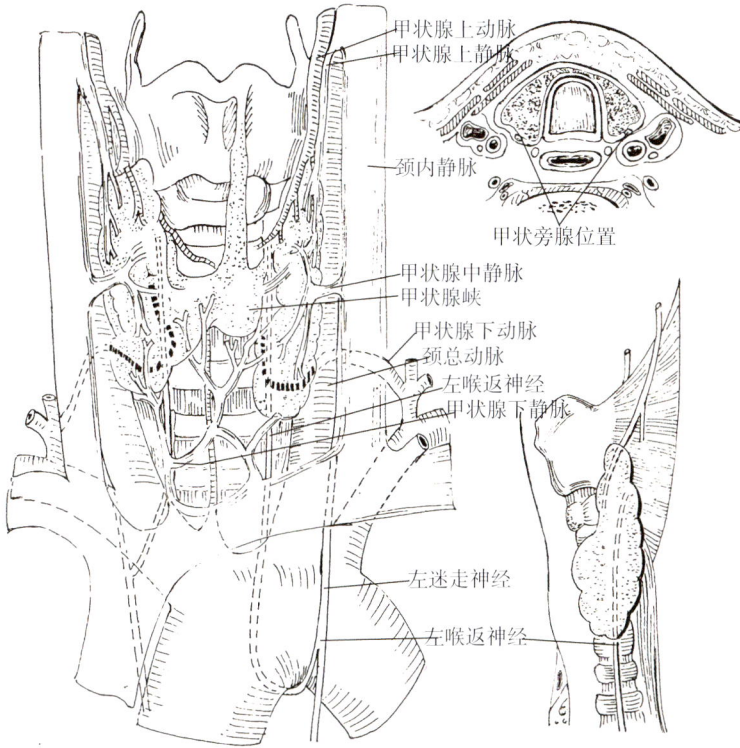

甲状腺上动脉
甲状腺上静脉
颈内静脉
甲状旁腺位置
甲状腺中静脉
甲状腺峡
甲状腺下动脉
颈总动脉
左喉返神经
甲状腺下静脉
左迷走神经
左喉返神经

图6-3　颈部解剖（3）

用纵隔镜再分别从食管后壁、前壁、右侧壁自上而下游离，食管四周用持物钳分别留置一根纱条以作标记（图6-4），帮助明确食管四周游离是否完全。常

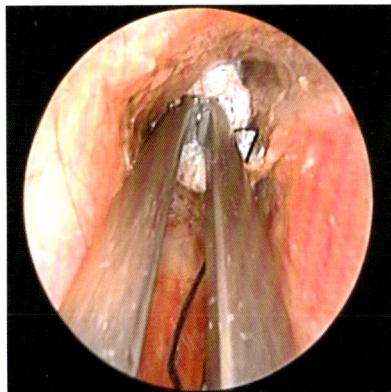

图6-4　填塞纱条以作标记

用操作器械为带电凝功能的吸引器以及马里兰钳（图6-5~图6-6A，6B）。如遇到大的血管，则用小号5 mm钛夹夹闭（图6-7）。游离食管时器械要靠近食管，尤其是在使用能量器械时，可能会引起延期损伤。要注意保护毗邻气管的结构：主动脉、奇静脉、胸导管。注意保护两侧胸膜，尽量保持双侧胸膜腔的完整。如有小的破损，可以用钛夹夹闭。如破损较大，则可于术后复查床边胸片；如有积液或积气，则放置胸腔闭式引流管引流。

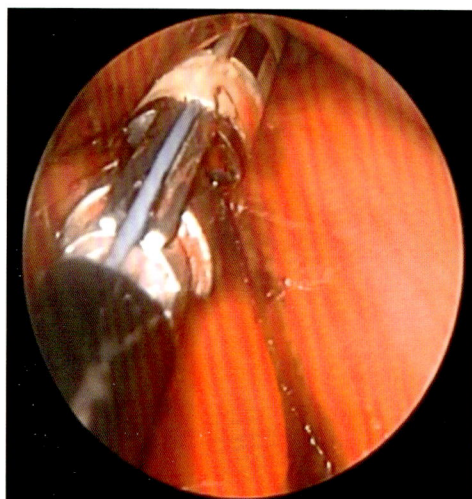

图6-5　能量平台分离食管

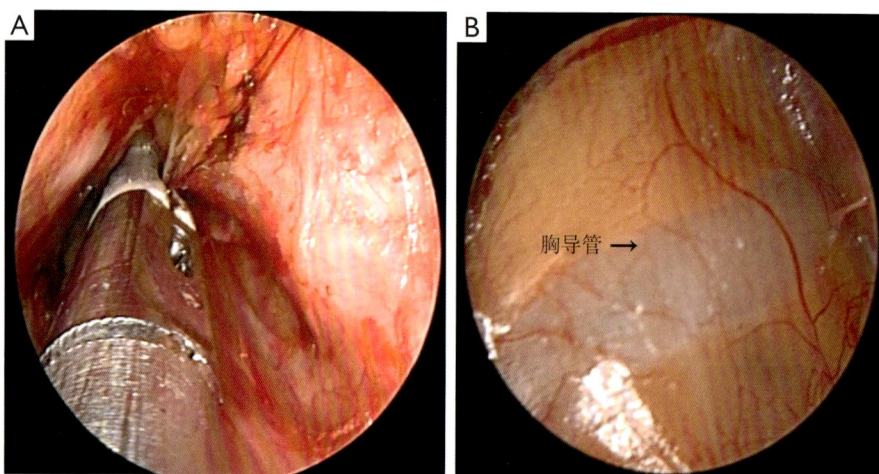

图6-6　（A）超声刀游离食管；（B）显露胸导管

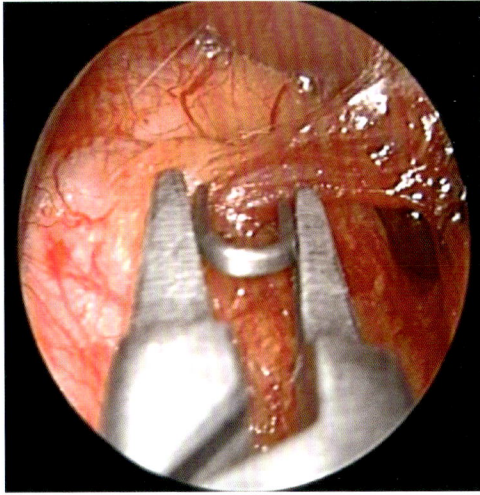

图6-7　钛夹夹闭血管

4.淋巴结处理

　　食管周围小淋巴结，可以用淋巴结钳活检及摘除。如有隆突下淋巴结肿大，必须活检，必要时做术中快速病理检查，根据病理结果再做进一步处理（图6-8~图6-9）。

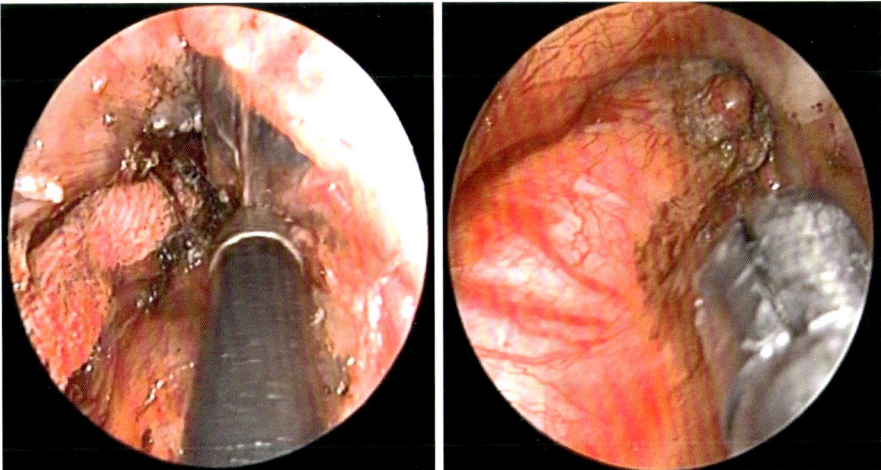

图6-8　清扫淋巴结

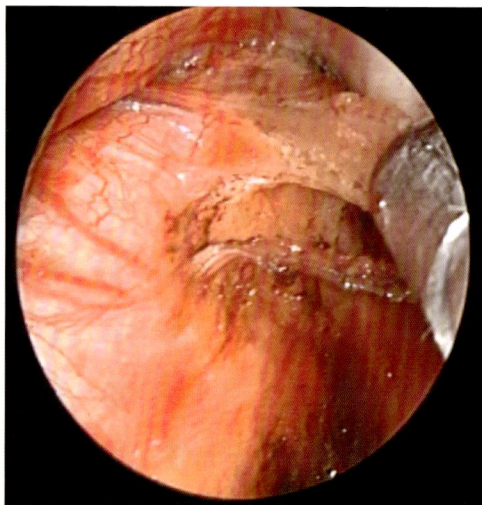

图6-9　摘除淋巴结

5. 游离食管

　　自颈部以纵隔镜游离食管，游离范围要求尽可能深，但由于器械长度的限制，一般可游离至膈肌裂孔上方约5 cm。食管下段膈肌裂孔上方5 cm，需自腹部切口打开膈肌裂孔游离。要求颈部手术组与腹部手术组游离范围能够上下会师。

6. 食管下段病灶处理

　　对于病灶位于食管下段的患者，可将纵隔镜经食管裂孔向上游离，并进行食管周围淋巴结的摘除。

（二）胃的游离及管状胃的制作

　　游离胃采用开放游离及腹腔镜游离两种方式。

1. 以开放游离胃为例

　　用超声刀游离胃，要求将幽门管十二肠彻底游离松解完全，于贲门上方切断食管，贲门口以关闭器关闭。用超声刀清扫小弯侧系膜脂肪，仅保留胃右动脉起始两分支（图6-10~图6-11），确保胃小弯侧可以拉直，送至颈部与食管吻合无张力。小弯侧间断缝合恢复浆肌层，将小弯两侧为2~3 cm外膜缝合5~

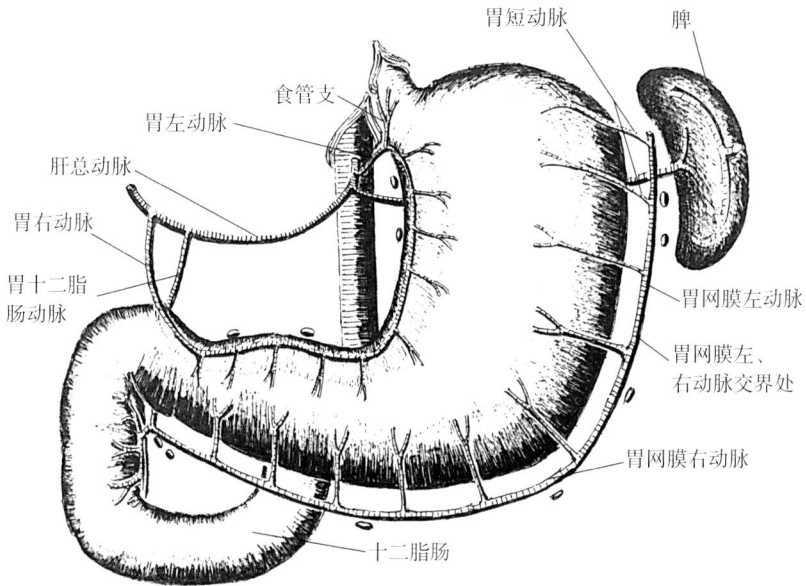

图6-10　胃的游离（1）

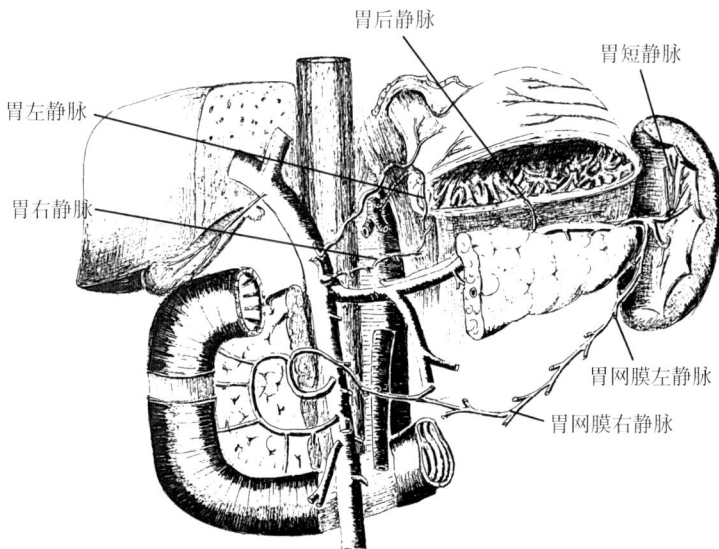

图6-11　胃的游离（2）

45

6针，制作管状胃，使胃的宽度为4~6 cm。胃底最高点以丝线缝两针标记，间距约1 cm。在胃前壁距胃底最高点约3 cm处，缝丝线两针标记，间距约0.5 cm。此两处标记即为食管胃侧侧吻合口的上界与下界。食管近残端以七号线缝扎，然后用指套保护，再以丝线结扎，减少污染。将食管经食管床上提至颈部，并带出纱布垫，压迫纵隔止血。

2. 腹腔镜游离胃

同胃肠外科，在此不作赘述。

（三）颈部吻合

（1）将食管自纵隔内拉出，纵隔内以吸水巾压迫5 min左右，将吸水巾拉出，如无明显出血，继续将管状胃沿食管床拉至颈部，将食管与胃吻合。

（2）颈部吻合有两种方式：端端吻合以及侧侧吻合。端端吻合分为手工吻合及器械吻合，此处不做赘叙。

（3）食管胃侧侧吻合术是一种半器械吻合术，具体步骤如下（图6-12）。

1）在食管后壁选择适当的吻合位置，确保吻合口无张力。在吻合口最高点与胃底最高点（前叙缝线标记处），以丝线将食管肌层与胃壁肌层缝合，缝合3~4针，作为吻合口顶点。（图6-12A）

2）食管向下拉，使食管后壁与胃前壁紧贴，预计吻合口位置，然后将拟行吻合位置处两侧胃壁与食管壁以丝线缝合，3~4针，作为吻合口两侧外侧壁。（图6-12B）

3）距顶点3 cm处，剪去食管，使食管黏膜比肌层长0.5 cm左右。同时用电刀烫开胃壁5 mm左右小洞，作插入切割闭合器抵钉板用。

4）将呈扇形切割闭合器置入食管腔及胃腔，击发闭合器，制作吻合口（1.5~2 cm）。（图6-12C）

5）在吻合口最高点，以丝线缝合2~3针加强内壁黏膜，预防切割闭合器顶端切割过头。（图6-12D）

6）以丝线间断缝合食管前壁与胃前壁，作为吻合口前下壁。（图6-12E）

7）最后浆肌层加强，丝线间断内翻缝合，起至点分别是两外侧壁缝线，胃壁进针点距离吻合口1.5~2.0 cm，便于吻合口内翻入胃腔。（图6-12F）

8）如以直线切割闭合器制作管状胃，则不可以行食管-胃半机械侧侧吻合术，应行食管-胃端端手工或圆形器械吻合。

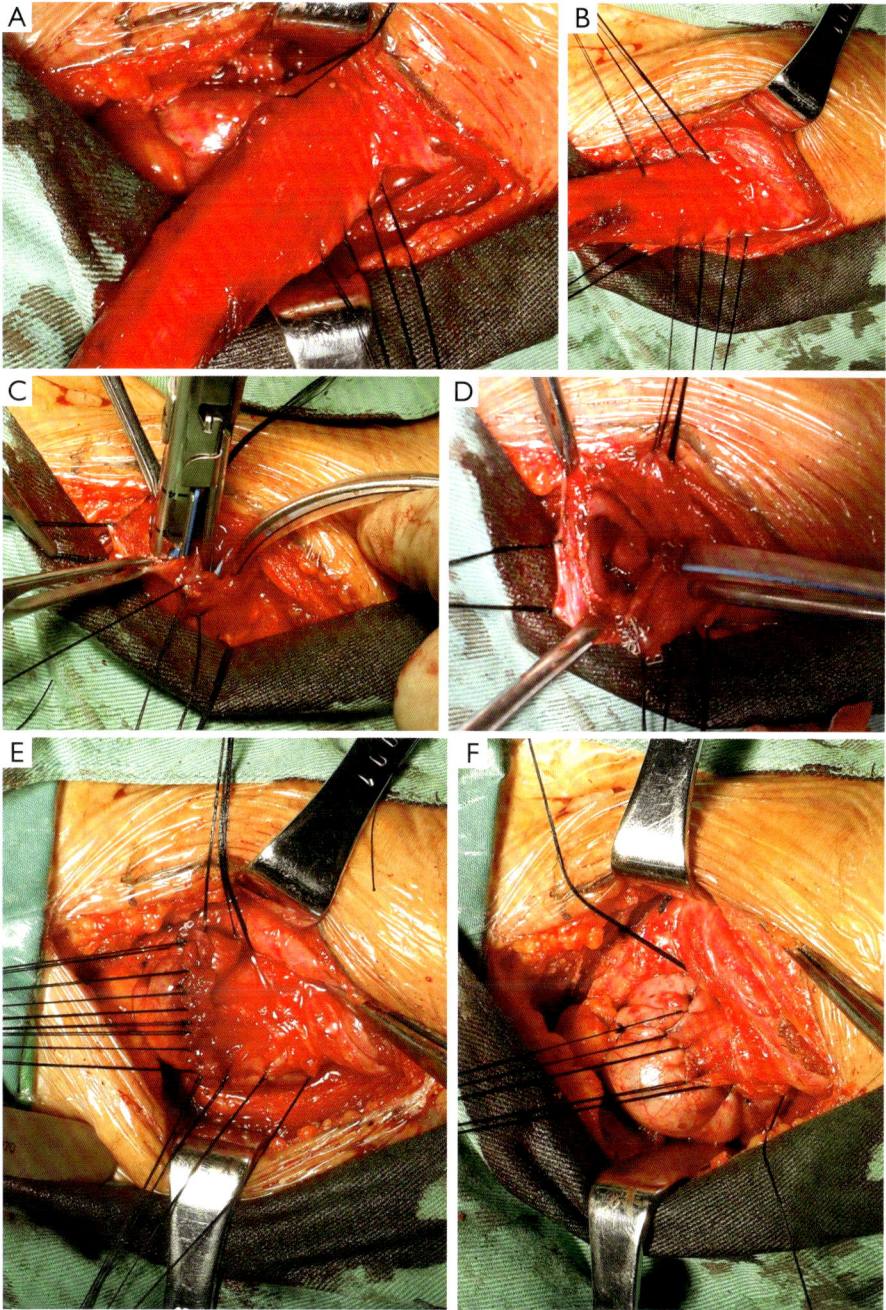

图6-12　食管胃侧侧吻合

（四）淋巴结的处理

（1）左喉返神经旁淋巴结可以直视下清扫。

（2）术前应通过超声胃镜以及胸部增强CT排除较大淋巴结（>1 cm）。

（3）食管周围小淋巴结可在纵隔镜下以淋巴结钳直接摘除。

（4）隆突下淋巴结需活检，必要时术中送快速病理。

（五）术中意外的处理

1. 出血

（1）较小的出血直接电凝止血。

（2）出血的血管明显时可压迫后以钛夹夹闭。

（3）损伤较大血管（如主动脉及一级分支、奇静脉等）应压迫填塞后果断开胸止血，确保生命安全。

2. 损伤胸导管

可以用钛夹夹闭胸导管，或经纵隔镜缝合胸导管。必要时经腹腔行胸导管结扎术。术中如怀疑有胸导管损伤，且修补不满意，可主动打开右侧胸膜并放置胸腔引流管，防止术后发生乳糜纵隔，压迫心脏等重要脏器，导致严重后果。

3. 胸膜破损

小的胸膜破损可不处理。较大的破损可以用钛夹夹闭胸膜，或行胸腔闭式引流术。术后复查全胸片无明显积液积气可尽早拔除胸管。需要强调的是，如果手术创面处理不满意、渗血较多或怀疑有胸导管破损可能，胸膜破损可不处理甚至需主动打开胸膜腔。

4. 隆突下淋巴结活检为阳性

在胸腔镜辅助下或中转剖胸清扫淋巴结，根据我们的经验，早期食管癌（T1–2）极少发生隆突下淋巴结转移。

（六）围术期并发症的处理

1. 肺部感染

（1）鼓励患者适当咳嗽咳痰、加强镇痛；加强雾化、化痰等；反复做痰培养、根据药敏结果及早合理选择使用敏感抗生素。如患者有易感因素（如长期大量吸烟史或有慢性支气管炎、肺气肿病史），则建议根据经验，早期足量使用广谱抗生素，如碳青霉烯类抗生素。

（2）加强呼吸道管理，气管内吸痰，必要时可以行床边纤维支气管镜吸痰，并用0.9%的氯化钠溶液和沐舒坦冲洗。

（3）及时床旁复查X线胸片，完善CT以及实验室检查，如C反应蛋白、降钙素原测定等，了解肺部感染情况，如感染严重，则应根据血气分析结果及时行气管插管、呼吸机辅助呼吸。如估计短期内无法脱机，则应及早做气管切开，便于呼吸道管理。

2. 胸腔积液或积气

术后应及时复查全胸X线片，如有较多积液或积气，及时做胸腔穿刺术或行胸腔闭式引流术。

3. 心律失常

术后常见心律失常为心房颤动及窦性心动过速。窦性心动过速一般为循环容量不足所引起，可根据中心静脉压补足容量，对症治疗。心房颤动一般因低钾血症或循环容量不足引起，可对症补钾或补足胶体液，快速心房颤动可用可达龙泵入控制心室率。

4. 吻合口瘘

患者术后3~5 d如有持续高热、血常规异常以及颈部伤口红肿，则应高度警惕吻合口瘘的可能。如怀疑有吻合口瘘，则应尽早打开颈部伤口充分引流，选用敏感抗生素，加强营养支持，一般2~4周可痊愈。

参考文献

[1] 汪潜云,张蕾,蒋南青,等.经纵隔径路早期食管癌手术[J].中华胸心血管外科杂志,2013,29(1):45-46.

[2] Wang QY, Li JP, Zhang L1, et al. Mediastinoscopic esophagectomy for patients with early esophageal cancer[J]. J Thorac Dis, 2015, 7(7): 1235-1240.

[3] Wang QY, Tan LJ, Feng MX, et al. Video-assisted mediastinoscopic resection compared with video-assisted thoracoscopic surgery in patients with esophageal cancer[J]. J Thorac Dis, 2014, 6(6): 663-667.

[4] 汪潜云,王中林,张蕾,等.电视纵隔镜下食管癌切除术[J].中华消化外科杂志,2009,8(6):470-471.

[5] 陆一民,王中林,蒋南青,等.纵隔镜辅助食管癌手术并发症分析[J].江苏医药,2012,38(8):968-969.

（王中林，汪潜云，郑亮，姚国亮）

第七章　纵隔镜手术的麻醉管理

纵隔镜手术虽然属于微创手术，但是术中可能并发大出血、气胸和喉返神经损伤，且手术操作时一旦刺激气管可引发患者剧烈呛咳、损伤周围器官组织，加上术者在头部操作，不利于麻醉管理，所以行纵隔镜手术时气管插管全身麻醉更为安全。

一、降低该类麻醉的风险需采取的措施

（1）术前完善各项影像学检查，了解肿瘤所在的部位、对气管的压迫情况。

（2）访视患者时充分了解其呼吸状况，如术前是否已经存在呼吸困难。

（3）麻醉诱导时候一定要有胸外科医生在场，如有不测，胸外科医生可迅速伸出援手。

（4）准备好加强型气管导管、可视喉镜。

（5）麻醉时采用慢诱导，保留患者的自主呼吸较为安全。

二、麻醉管理

（1）纵隔镜手术宜选用加强型气管导管，可避免导管打折影响通气，且气管导管必须固定在口角一侧，以便于术者操作（图7-1）。

（2）对于术中需要单肺通气的患者，可采用封堵器或者双腔管实施单肺通气技术，运用纤维支气管镜直视下定位更精确（图7-2~图7-5）。

（3）术中行动脉穿刺监测血压、心电图、氧饱和度、吸呼末二氧化碳、麻醉深度监测。术中密切监测气道压力，当气道压力突然上升时，多数为气管受压表现。避免头过伸位，预防颈部血管受压（图7-6~图7-7）。

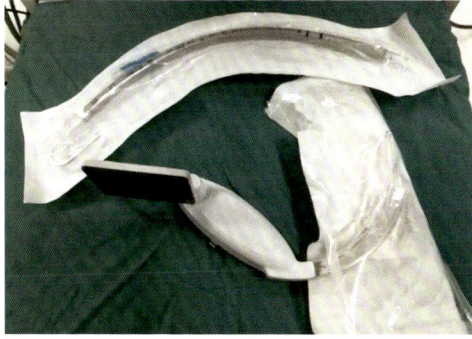

图7-1 可视喉镜及气管导管

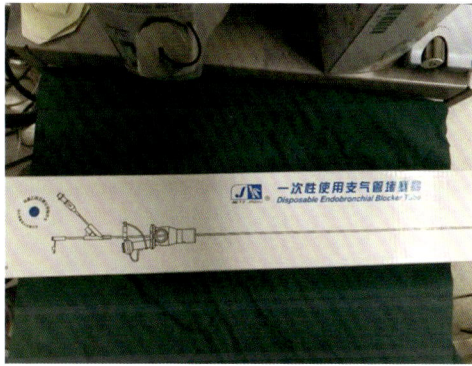

图7-2 封堵器

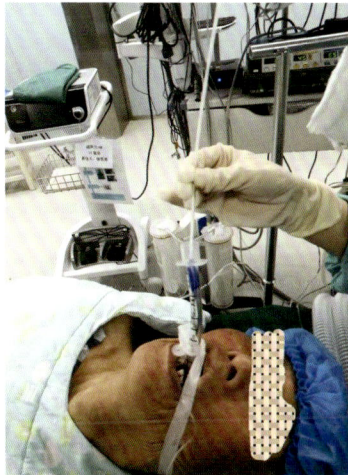

图7-3 使用封堵器

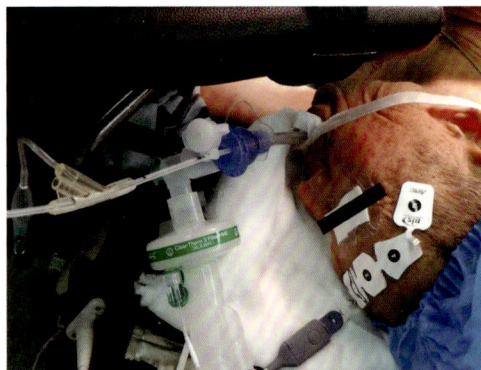

图7-4　使用封堵器进行单侧肺通气

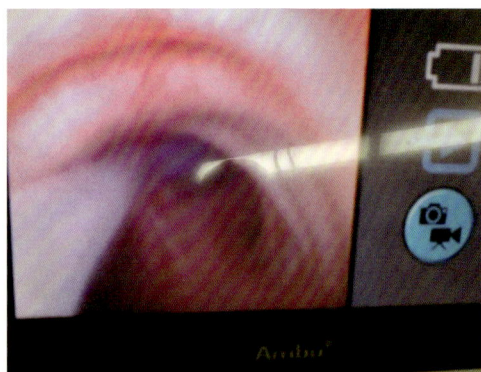

图7-5　纤维支气管镜辅助放置封堵器

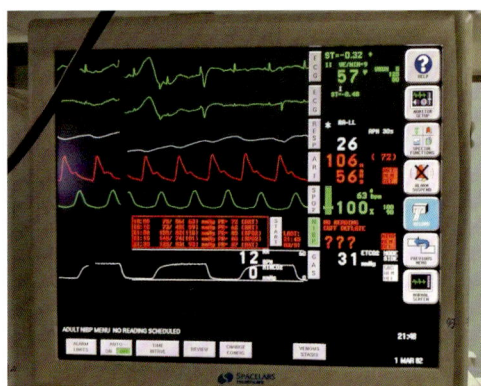

图7-6　心电监护仪

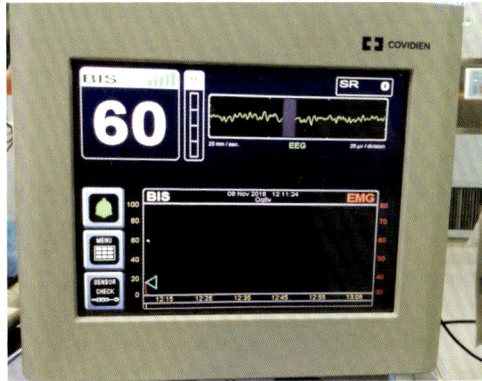

图7-7 麻醉深度监测仪

（4）术前评估和准备中除常规全麻要求外，应重视纵隔病变患者因手术操作可能引起的症状和体征。

（5）术后积极预防可能出现的并发症，如气道水肿等。

（沈江，孟志秀）

第八章　纵隔镜围术期的护理

一、手术前护理

（一）一般护理

1.心理护理

护士运用热情的态度、通俗易懂的语言，向患者及其亲属讲解纵隔镜相关知识，如手术原理、方法、步骤等。因纵隔镜的特殊性，患者术后颈部会存有伤口，将影响术后咳嗽排痰，可鼓励患者与术后恢复期的患者沟通交流，消除焦虑、恐惧心理，增强患者接受手术的信心，并学习术后咳嗽时轻按颈部伤口，以便更好地咳嗽、排痰。

2.饮食护理

指导并供给患者高热量、高蛋白、富含维生素的食物。

3.完成术前准备工作

（1）配合医生做好各项功能检查及实验室检查，及时反馈检查结果，异常情况遵医嘱及时处理。

（2）遵医嘱术前一日行药物过敏试验、交叉配血等。

（3）术前一日晚遵医嘱给予适量安眠药，保证患者有充足的睡眠。

（4）术前1h备皮，备皮范围包括前胸部、后背部、上至锁骨、下过肋缘、双侧腋窝，动作轻柔，保持皮肤清洁及完整性。

（5）消化道手术者，需术前一日与医生沟通好置入胃管和鼻肠管的深度。向患者宣教留置胃管、鼻肠管的重要性。患者术前可准备"乒乓球手套"一副（图8-1），告知术后双手佩戴乒乓球手套，可有效减少患者拔管率。

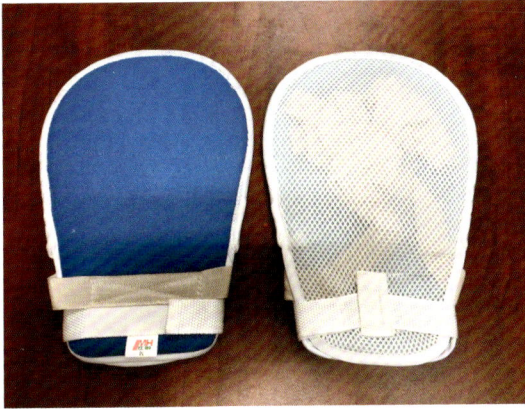

图8-1　乒乓球手套

（6）术前15 min常规在病房置入鼻部X线显影胃管（16号）、复尔凯鼻肠管（10号）各一根妥善固定于鼻部。遇置管困难者，应及时与医生沟通，不可盲目插入（图8-2）。

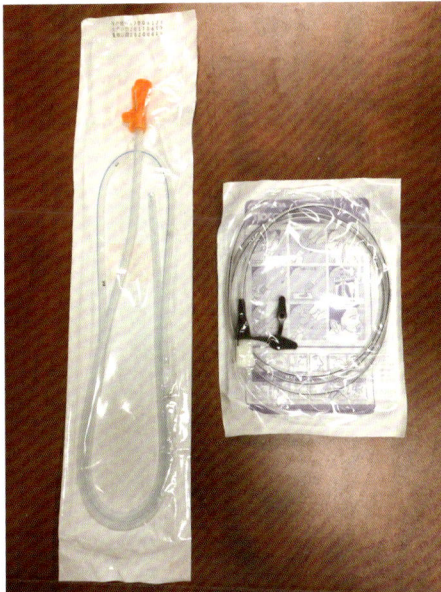

图8-2　X线显影胃管（16号）、复尔凯鼻肠管（10号）

（二）呼吸道准备

1. 戒烟

吸烟会刺激肺支气管，增加支气管分泌物，从而增加术后剧烈咳嗽及肺部感染的发生率。因此，入院第1天应告知患者戒烟。向患者亲属做好解释工作，长期大量抽烟患者原则上应在戒烟10~15 d后手术，请配合患者戒烟。

2. 呼吸功能训练

对于存在活动无耐力、低效性呼吸形态、有吸烟史的患者，给予以下呼吸功能训练。

（1）缩唇腹式呼吸：缩唇呼吸可延长气体流出时间，减少残气量，而腹式呼吸可利用膈肌的上下移动来获取最大通气,，两者可结合在一起进行训练。

方法：患者取放松体位，常用坐位或半卧位，一手置于前胸，另一手置于腹部。嘱患者用鼻吸气，用嘴呼气。吸气时置于胸部的手不被顶起，置于腹部的手被缓慢顶起，尽量挺腹；呼气时轻轻下压腹部，嘴唇缩小，缓慢呼出。吸呼比为1:2，可让患者吸气时心中计数1、2，呼气时心中计数1、2、3、4，如此反复5次为一组，每天训练3组。

（2）应用呼吸训练器：呼吸训练器根据人体主动吸气、被动呼气的生理过程，在密闭的条件下利用气速杯及指示活塞来实现控制患者呼吸频率的过程。

SPIRO-BALL可调式呼吸功能训练器（图8-3）的使用方法具体如下：①将呼吸管末端连接到呼吸器正面的连接头上。②嘱患者取坐位，右手握住手柄并将呼吸训练器放于直立位置，将黄色指针调至指定的容量高度处（或上次吸气量处）。③在患者正常呼气后，左手将呼吸管上的咬嘴放入嘴中，紧紧衔住，慢慢地进行吸气。④在患者充分吸气后，管内白色活塞的上缘所指的数字即为此次患者的吸气量数，将容量指示拨至此处。⑤吸气时使管内白色活塞上升，同时，应保持黄色气速杯的上缘处于"幸福脸"的位置。⑥让患者用鼻子慢慢地将气呼出，或在患者吸气后将呼吸器上的咬嘴拿出，做缩唇呼吸，完成整个过程。

3. 有效咳排痰嗽训练

呼吸道分泌物潴留是引起肺不张的主要原因之一。咳嗽训练的目的在于及时有效地清除呼吸道内分泌物，保持呼吸道通畅。方法：患者取坐位或半卧位，双手抱住枕头抵在腹部，5~6次深呼吸后再缓慢深吸气，暂屏气3 s，张口，腹肌用力爆破性咳嗽2~3声，重复2~3次。

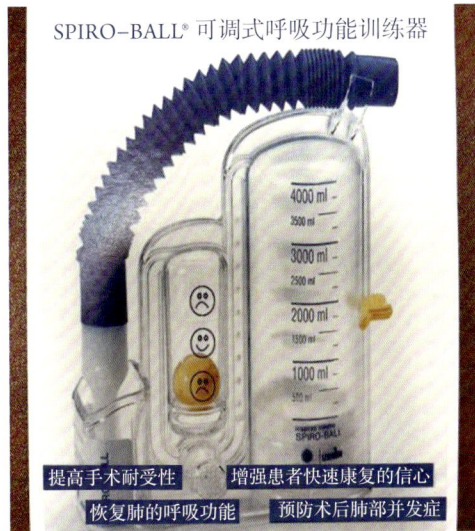

图8-3　SPIRO-BALL可调式呼吸功能训练器

（三）体位训练

术前体位训练可提高患者对手术体位的耐受力，保证患者的手术安全性，降低术后患者发生头颈肩疼痛的风险。

训练时机：术前3 d，开始指导患者进行体位训练。

训练方法：患者取去枕平卧位，肩、背部垫高，头部后仰，尽可能地使下颌、气管、胸骨处于同一水平（图8-4），以利于手术中纵隔镜的顺利置入。每天训练2次，第1天每次的训练时间以20~30 min为宜，第2天以30~60 min为宜，第3天以1~2 h为宜。对于颈部过短、过胖、有颈椎病变的患者则从入院第

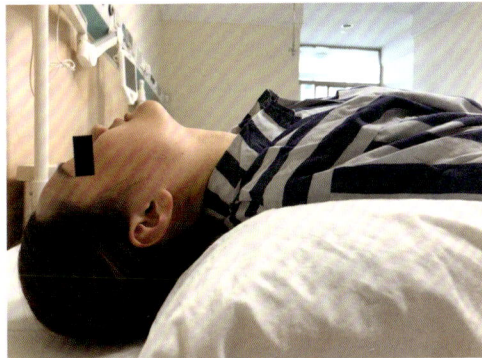

图8-4　体位训练

1天开始训练，每次训练时，以患者最大耐受限度为宜，并观察患者有无呼吸困难、头晕、头疼、颈肩不适、心率增快等不适，逐渐增加时间，直至每次训练时间为1~2 h，且无上述不适症状出现为止。

（四）胃肠道准备

（1）除消化道手术外，术前无特殊要求。术前一日晚19:00常规以开塞露2支塞肛排便。术前6 h禁食，术前2 h禁饮，防止麻醉及手术过程出现中呕吐导致误吸，引起窒息或吸入性肺炎。

（2）消化道手术：服用恒康正清1盒，将恒康正清溶解于1 000 mL开水中，充分融化后，摇匀，凉至适宜温度，术前一天13:00~15:00服用，首次服用600 mL，以后每15 min服用一次，每次不少于250 mL。1 h内喝完，最长不超过2 h。服药后3~4 h开始排泄，直至排出水样清便为止。服用中注意事项：服用后多走动，轻揉腹部，加快排泄；可能会出现腹胀、腹痛及恶心等不良反应，轻微者适当减慢饮用速度，若出现腹部绞痛、严重腹胀，肛门无排气、排便等，立即终止服用并告知医生；若出现头晕、心悸、饥饿等低血糖反应，立即告知医生。年老体弱、幽门梗阻患者不宜采用此方法。可于术前一日晚上遵医嘱灌肠，观察排便情况。

二、手术后护理

（一）一般护理

（1）床位护士准备好床单位及物品：吸氧装置、负压吸引装置、心电监护仪、管道标签及固定胶布（消化道患者需备：胃肠减压器）。

（2）患者回病房后，床位护士与麻醉师做好交接，了解手术名称、麻醉方式、术中用药、出血及尿量情况。

（3）体位：血压平稳者，取床头抬高30°，头偏向一侧，保持呼吸道通畅。血压不平稳者，去枕平卧，头偏向一侧。

（4）吸氧：双鼻导管吸氧，流量遵医嘱，一般为3~4 L/min，血氧饱和度低者，可遵医嘱予面罩或面罩+鼻导管双路吸氧。吸氧期间每日早晚做好鼻腔清洁。

（5）心电监护：术后1~3 d床边持续心电监护，术后2 h时内每15 min监测一次，后调至30 min监测一次，血压平稳者术后6 h可调至60 min一次。不平稳者可缩短血压测量的间隔时间，延长监护时间。

（6）安置管道：颈部纵隔镜手术常规不放置引流管，消化道手术患者会放置鼻部胃管及鼻肠管，需妥善固定、测量置管深度、做好标识、观察引流量、颜色及性状，有异常及时汇报给医生。

（二）病情观察

1. 生命体征

密切关注体温情况，术后3天内会出现吸收热，不超过38.5 ℃，可予以物理降温，观察患者体温的动态变化及出汗情况，及时更换被服，保证患者舒适。观察患者的血压、心率，术前有高血压病史者，术后1~3 d使用硝酸甘油或亚宁定等药物控制血压，防止出血，使用期间严格遵守血管活性药物的使用规范。

2. 颈部伤口护理

由于颈部及纵隔血管丰富，手术后可出现少量渗血或出血，由于纵隔间隙狭小，随着出血量的增加，首先压迫气管或大血管，导致出现气道压迫症状，所以应观察患者的出血量及颈部伤口情况，注意有无肿胀及呼吸困难等。

3. 引流管护理

消化道手术患者置管期间，均需妥善固定，做好标识（引出管为红色标识，注入管为蓝色标识，严格区分），保持引流通畅，观察引流液的颜色、量及性状，每班置管深度重点交接（标识上写明置管深度，无刻度的测量外露长度），防止滑脱。

（1）胃管：常规鼻部置入，使用弹力胶带固定于鼻部，注意鼻部与管道衔接处应无张力黏贴，如胶带有潮湿或卷边应立即更换。使用弹力胶带进行二次固定于耳垂，用挂耳法固定。每班检查鼻腔情况，防止置管处压疮。胃管接胃肠减压，术后1~3 d用0.9%的氯化钠溶液100 mL每日冲洗胃管2次，保持通畅。常规5~7 d后，待肠蠕动恢复，复查上消化道造影查看吻合口情况，无异常后试行夹闭24 h，无不适主诉即拔管。拔管后观察患者有无腹胀主诉。

（2）鼻肠管：术前置入的鼻肠管，将在术中调整末端位置至十二指肠远端，作为术后的肠内营养管。固定方法同胃管。术后第1天，予葡萄糖氯化钠注射液500 mL，以20~40 mL/h的速度匀速滴入。术后第2天，开始增加能全力、百普力、瑞能等肠内营养制剂，使用英复特肠泵匀速泵入。使用中的注意事项：肠内营养制剂起始滴速为30 mL/h，后每日增加10 mL/h，最高可至120 mL/h；现配现用；肠内营养输注前后及持续输注期间每4小时冲管1次，用40 mL温开水冲管，而对于术后需长期置管的患者，可采用5%的碳酸氢钠溶液冲管；观察患者有无腹泻、腹胀等不适，若有肠道不适者，可使用加热器加热营养制剂，增加冲管次数，防止堵管；腹泻超过3次/d者，可遵医嘱应用小檗碱150 mg或蒙脱石10 g鼻饲，观察效果。

（3）导尿管：患者生命体征平稳后，尽早拔除导尿管，防止感染，患者小便情况。有前列腺增生或置管超过3 d的患者，需先锻炼膀胱功能后再行拔管。

（三）饮食的管理

1. 非消化道手术者

术后6 h时无恶心呕吐等，先试行少量饮水，若无呛咳，再逐渐增加进水量至一次>20 mL，后给予清淡易消化的半流饮食，仍无呛咳反应者，术后第1天可改为正常饮食。

2. 消化道手术者

严格执行饮食管理。置胃管期间禁食，每日做口腔护理2次。

方法：拔管后先试行饮水，每2 h一次，每次50 mL，观察体温及患者有无不适。第2天进全清流质（米汤），每2 h一次，每次100 mL，第3日进流质（鱼汤、菜汤、牛奶、炖鸡汤）每2 h一次，每次100 mL，进流质3 d后出院，出院后开始半流饮食（粥、煮烂面、小馄饨等）每3~4 h一次，每次200 mL。

（四）呼吸道的管理

由于在颈部进行手术操作，喉返神经受损可能会引起水肿甚至损伤，给咳嗽排痰带来困难。

方法：患者麻醉清醒后，取半卧位，鼓励患者进行有效的咳嗽排痰，疼痛不能耐受者，做好疼痛评分及处理，给予镇痛药后需注意患者的呼吸速率和消化道反应，观察是否有呼吸抑制或恶心呕吐的征象；避开手术切口，由下而上、由外向内叩击患者背部，频率为120~180次/min；对于痰液黏稠，排痰效果不理想者，给予0.9%的氯化钠注射液10 mL加氨溴索30 mg雾化治疗，每日2次，每次30 min。痰液黏稠及咳痰无力者可行床边纤维支气管镜吸痰；按术前宣教方法继续使用呼吸训练器。

（五）并发症的管理

1. 纵隔积血

由于纵隔内大血管多，手术空间狭小，可因误伤大血管而导致出血。在术后应密切监视患者生命体征、伤口渗血及引流情况，若出现患者血压急剧下降、伤口渗血明显或引流突然增多且颜色为鲜红色的情况，应考虑出血可能，必须立即汇报医生并及时处理。

2. 纵隔乳糜

由于术中淋巴结清扫范围大或损伤胸导管及其分支，加上患者低蛋白水平影响到了术后淋巴结清扫创面的愈合，故患者易出现纵隔乳糜。对于术前白蛋白水平低的患者，应在入院时做好饮食干预，提升其白蛋白水平。术后一旦出现纵隔乳糜，立即禁食，延长胃肠减压时间；停止肠内营养，予以静脉高营养治疗；保持引流管的通畅，观察引流液的量及性状。保守治疗无法缓解者，做好术前准备及术后护理。

3. 纵隔感染

纵隔感染并不常见，感染常由于手术器械消毒不彻底，术中被胃内容物污染或术后感染引起。主要表现为体温持续高于38.5 ℃，血常规中白细胞计数高于$10×10^9$/L，胸部X线提示纵隔感染，甚至可抽出脓性液体。术后应关注患者的体温变化、白细胞计数、胸部X线结果，一旦出现异常，立即配合医生重新置入胃管、胸腔引流管或纵隔引流管等，积极抗感染，做好引流管的护理，加强营养支持。

4. 声音嘶哑

损伤喉返神经，在行左侧第4组淋巴结活检时使用电凝止血易造成喉返神经损伤。患者回病房后2 h，扶患者坐起，协助患者咳嗽排痰，与患者交流，观察患者术后咳嗽、发音情况；观察患者初次饮水时有无呛咳。一旦出现异常，及时汇报。

5. 肺部感染

患者术后分泌物增多，若出现术中气管、支气管损伤或喉返神经损伤，进食时易发生呛咳，导致食物吸入肺中，上述情况均易导致患者术后出现肺部感染。此时，应遵医嘱行超声雾化，鼓励并协助患者咳嗽排痰，必要时使用呼吸训练器。必要时协助医生行床边纤维支气管镜吸痰。

6. 血气胸

术后观察呼吸情况，注意有无胸闷或胸痛不适等主诉，检查切口周围及胸部皮肤是否有捻发感。术后第1天晨常规胸部X线检查判定有无残余血气胸并及时处理。

7. 心律失常

心律失常由纵隔镜手术操作的直接刺激以及手术造成的自主神经功能紊乱等因素引起，部分由于血钾离子偏低。术后1~3 d持续床旁心电监护，一旦出现心律失常，立即汇报医生并及时处理。规范使用抗心律失常药物及补钾，观察用药效果及有无不良反应。

8. 吻合口瘘

颈部吻合口瘘早期与手术有关，多因吻合口局部供血不足、吻合口有张力或应用吻合器失败；中后期原因较复杂，如吻合口感染、组织缺血坏死等。术后加强体温观察，注意颈部切口引流或渗出液的颜色、性状、量及气味，配合医生做好颈部伤口引流，一般留置引流5 d左右。同时观察颈部伤口红、肿、热、痛情况，伤口持续湿润不愈合者，可行红外线照射治疗，每日2次，促进伤口收敛及愈合。

（六）快速康复的应用

（1）患者清醒后，生命体征平稳，术后6 h取半坐卧位，卧床期间做好踝泵运动。术后第1天指导患者首次下床，在床旁站立并在房间内少许活动；术后第2天使用助步活动车（图8-5），在患者亲属的陪同下，可在病室走廊行走。

（2）做好疼痛的管理：关注患者主诉，正确进行疼痛评分，采取有效的镇痛措施，以免影响患者有效咳嗽排痰及下床活动。

（3）尽早拔除导尿管及胸腔引流管。

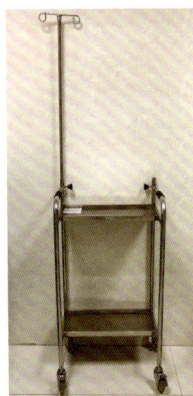

图8-5　助步活动车

（蒋妍如，潘梅霞）

第九章　纵隔镜手术的术中配合

一、纵隔镜器械

　　国内大多数单位均未开展纵隔镜手术，在已开展此类手术的医疗单位中，纵隔镜手术在胸外科手术中所占的比例也较少。熟悉手术器械是做好纵隔镜手术术中配合的第一步。纵隔镜手术常见器械具体如图9-1~图9-7所示。

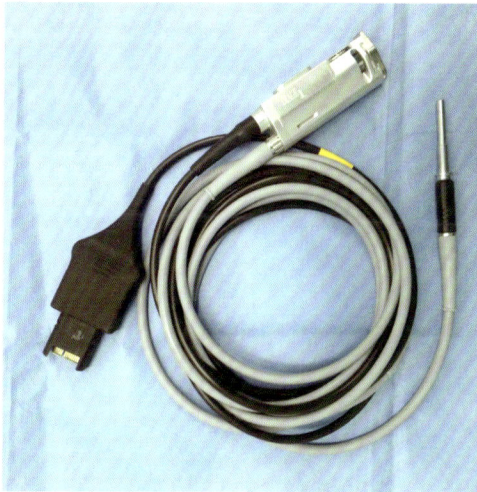

图9-1　纵隔镜摄像头和导光束纤维线

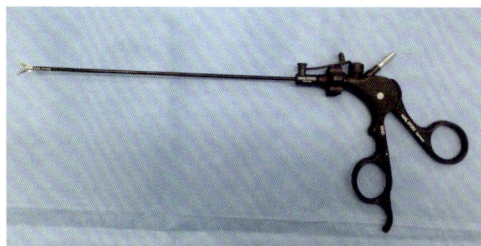

图9-2　纵隔镜剪刀

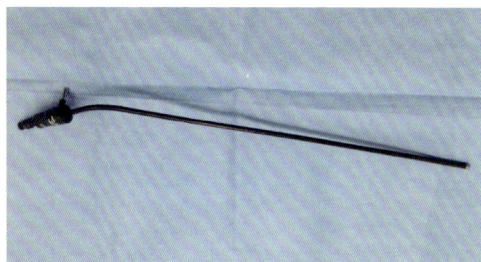

图9-3　纵隔镜电凝吸引器

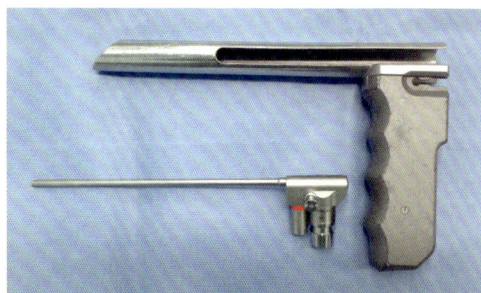

图9-4　纵隔镜镜鞘和镜头

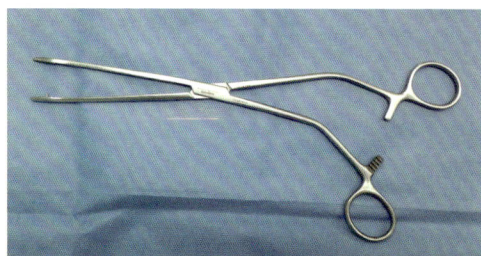

图9-5　纵隔镜持物钳

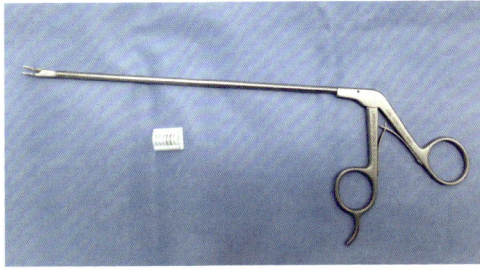

图9-6 纵隔镜钛夹钳

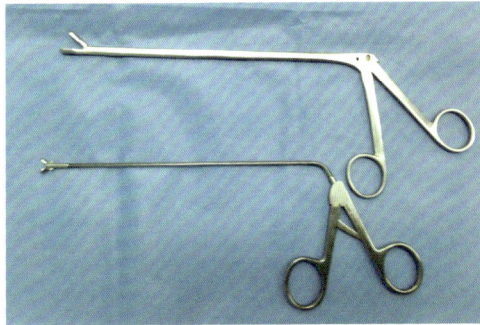

图9-7 纵隔镜活检钳

二、纵隔镜手术的配合

（一）纵隔镜下食管癌切除手术配合

1. 手术的准备工作

（1）体位：垂头仰卧位，颈背部垫沙袋，头部垫头圈使颈右旋头后仰。注意防止头部悬空，眼部贴眼贴进行保护。

（2）敷料：剖腹包、手术衣6件、中单4张。

（3）一次性用物：刀片、缝针、纱布、吸水巾、手套、石蜡油、清洁片、一次性电刀头、吸引器皮条、敷贴、缝线、关节镜套、纱带、皮片或硅球等。

（4）普通器械：剖腹器械、胸科器械。

（5）特殊器械：纵隔镜器械一套（纵隔镜鞘、纵隔镜镜头、持物钳、钛夹钳、活检钳）、纵隔镜剪刀、电凝线、电凝吸引器、超声刀手柄、23 cm超声刀、5 mm结扎束（能量平台）、4.5 cm闭合器、直线切割闭合器。如腹腔镜游离胃，需准备腹腔镜镜头、腹腔镜器械（气腹针、分离钳、分离剪、无损伤钳、腔镜吸引器、电凝钩、电凝棒、胃抓钳）、穿刺器、锁扣夹钳和夹子、36 cm超声刀。

（6）设备准备：纵隔镜系统（显示器、纵隔镜摄像系统、冷光源）、超声刀系统、能量平台系统、腹腔镜系统（显示器、纵隔镜摄像系统、冷光源、气腹机）。

（7）空间管理：空间设置、手术人员队型、设备位置见图9-8。

2. 手术配合

（1）消毒皮肤，铺无菌单：备消毒钳、聚维碘酮（碘伏）棉球消毒皮肤，协助医生铺单。消毒范围上至下颌，下至肋缘平面，双侧肩部，上臂1/3，至两侧腋前线。

（2）清点用物：巡回护士和器械护士共同清点纱布、缝针、刀片和器械，并检查器械的完整性。

（3）连接各管路，导线：备皮钳2把、电刀、吸引管、超声刀、镜头、光源、摄像线及结扎束等管路和导线。

（4）左颈胸锁乳突肌前缘纵形切口，切开皮肤：备刀片、纱布、短无齿镊切开，电刀止血。

（5）逐层分离并显露食管：备电刀切开、甲状腺拉钩牵开颈前肌群，分离至气管前筋膜，手指钝性分离气管左侧间隙，暴露食管。

（6）置入纵隔镜，游离食管：备纵隔镜，沿气管前壁置入。备结扎束切

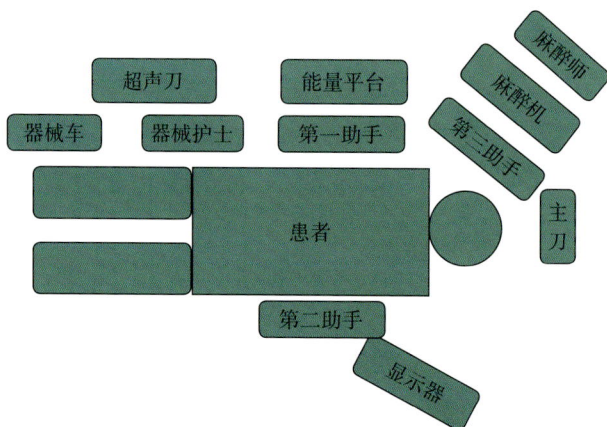

图9-8　手术中空间管理示意图

割分离，电凝吸引器吸引进行食管游离，直角钳挑起食管，套上纱带，牵引食管，结扎束夹闭切割或钛夹钳夹闭食管固有血管，备脑棉状小纱条纵隔内压迫止血。盐水碗里放置一块纱布，倒入热盐水，用于术中清洁纵隔镜镜头，同时妥善保管术中清扫的食管旁及纵隔淋巴结。

（7）上腹部小切口进腹游离胃：上腹正中切口进腹，探查腹腔。备刀片、纱布切开皮肤，电刀逐层切开止血，甲状腺拉钩牵开暴露，中弯钳2把提起腹膜、电刀切开，进腹探查腹腔。

建立气腹，腹腔镜探查：备11#刀片、巾钳2把、气腹针和纱布，建立气腹，气腹压力设置在10 mmHg，备12 mm穿刺器置入建立第一操作孔，备碘伏小方纱布擦拭或热盐水浸泡腹腔镜镜头，置入腹腔镜镜头探查腹腔。备12 mm穿刺器一个、5 mm穿刺器3个，依次置入建立2~5个操作孔。

（8）小切口游离胃：备湿纱布提起横结肠，超声刀游离胃结肠韧带，S拉钩暴露，超声刀沿胃大弯、胃小弯游离网膜，备无损伤血管钳，离断并带线结扎胃短及胃左动静脉，保留胃网膜右血管及胃右血管。

腹腔镜下游离胃：备超声刀、无损伤钳3把，无损伤钳协助提起胃，超声刀沿胃大弯、胃小弯游离网膜，备锁扣夹夹闭胃短及胃左动静脉，超声刀离断，保留胃网膜右血管及胃右血管。操作间隙及时清洁超声刀头的焦痂，以保证好的切割效果。

（9）贲门部离断胃，制作管状胃：备直线切割闭合器关闭贲门口，超声刀分离小弯淋巴结，备6×14小圆针3-0慕丝线加固小弯侧，大圆针1-0慕丝线缝扎食道残端，递肾蒂钳、组织镊、指套保护食道残端防止污染腹腔。小圆针细线在胃底最高点缝四根牵引线（二针1#线，二针4#线），备关节镜套（15 cm）保护胃。准备一块由吸水巾制成的纱布卷，两端缝上双7#线，分别与食道残端的7#线和胃底部的标志线系上，备石蜡油涂抹在纱布卷和胃的保护套上。

（10）将食管从颈部切口拉出，胃体沿食管床送至颈部：备线剪剪去指套、关节镜套，组织剪剪除病变食管。

（11）行食管胃底颈部吻合：递直线切割闭合器行食管和胃底侧侧吻合，小针细线缝合关闭吻合口。

（12）颈部放置引流管：根据需要，放置皮片或硅球引流，备7×20三角针和2-0慕丝线固定引流管。

（13）巡回护士协助手术医生将胃管、营养管放置到位，并妥善固定。

（14）关闭切口：巡回护士和器械护士共同清点纱布、缝针、刀片和器械，并检查器械的完整性，清点无误后常规关腹。

（二）纵隔镜下淋巴结活检手术配合

1. 手术的准备工作

（1）体位：垂头仰卧位，颈背部垫沙袋，头部垫头圈使颈右旋头后仰。注意防止头部悬空，眼部贴眼贴保护。

（2）敷料：开腹包、手术衣4件、中单2张。

（3）一次性用物：刀片、缝针、纱布、手套、清洁片、一次性电刀头、吸引器皮条、敷贴、缝线。

（4）普通器械：胸腔镜常规器械包。

（5）特殊器械：纵隔镜器械一套（纵隔镜鞘、纵隔镜镜头、持物钳、钛夹钳、活检钳）、纵隔镜剪刀、电凝线、电凝吸引器、备纵隔镜穿刺针。

（6）设备准备：纵隔镜系统（显示器、纵隔镜摄像系统、冷光源）、高频电刀。

（7）空间管理同前。

2. 手术配合

（1）消毒皮肤，铺无菌单：备消毒钳、聚维碘酮（碘伏）棉球消毒皮肤，协助医生铺单。消毒范围上至下颌，下至肋缘平面，双侧肩部，上臂1/3，至两侧腋前线。

（2）清点用物：巡回护士和器械护士共同清点纱布、缝针、刀片和器械，并检查器械的完整性。

（3）连接各管路，导线：备皮钳2把、电刀、吸引管、电凝线、镜头、光源、摄像线等管路和导线。

（4）左颈胸锁乳突肌前缘纵形切口，切开皮肤：备刀片、纱布、短无齿镊切开，电刀止血。

（5）切开颈阔肌浅层、气管前筋膜：备电刀切开、甲状腺拉钩牵开颈前肌群，分离至气管前筋膜，手指钝性分离扪及无名动脉和主动脉弓上缘。

（6）置入纵隔镜：备纵隔镜沿气管前壁缓慢置入，探查病灶。

（7）病灶穿刺：备纵隔镜穿刺针，找到可疑肿物或肿大淋巴结，常规穿刺肿物，抽吸无回血，排除血管的可能，避免误伤引起大出血。

（8）分离病变组织：备电凝吸引器钝性分离病变组织。

（9）切除病变组织：备活检钳夹取病灶组织。

（10）创面止血：备电凝吸引器止血，长纱条压迫创面。

（11）关闭切口：巡回护士和器械护士共同清点纱布、缝针、刀片和器械，并检查器械的完整性，清点无误后缝合切口。

（三）胸骨旁纵隔镜下交感神经切断手术配合

1. 手术的准备工作

（1.体位：仰卧位上身抬高30°~45°，双上肢外展与胸壁成90°，手术床倾斜10°~20°。

（2）敷料：开腹包、手术衣4件、中单2张。

（3）一次性用物：刀片、缝针、纱布、手套、清洁片、一次性电刀头、吸引器皮条、敷贴、缝线、16#橡胶导尿管。

（4）普通器械：胸腔镜常规器械包。

（5）特殊器械：纵隔镜鞘、纵隔镜镜头、电凝线、电凝钩、胸腔镜吸引器。

（6）设备准备：纵隔镜系统（显示器、纵隔镜摄像系统、冷光源）、高频电刀。

（7）空间管理同前。

2. 手术配合

（1）消毒皮肤，铺无菌单：备消毒钳、聚维碘酮（碘伏）棉球消毒皮肤，协助医生铺单。消毒范围上至下颌、颈、肩、上臂的1/2处，下至腹脐部水平，左右分别至腋后线。

（2）清点用物：巡回护士和器械护士共同清点纱布、缝针、刀片和器械，并检查器械的完整性。

（3）连接各管路，导线：备皮钳2把、电刀、吸引管、电凝线、镜头、光源、摄像线等管路和导线。

（4）切开皮肤：备10#刀片、电刀，递10#刀片于腋中线第三肋间切开皮肤，电刀切开止血。

（5）分离肋间肌，置入纵隔镜镜头：备电刀、中弯血管钳、纵隔镜，递中弯血管钳钝性分离肋间肌，穿透胸壁撑开胸壁肌肉，电刀止血，置入纵隔镜镜头。

（6）探查胸腔，切断交感神经：备吸引器、电凝钩，递吸引器、电凝钩确定交感神经干和第2肋骨，电凝钩分离切开交感神经干一侧的壁层胸膜，分离暴露第2胸椎（T_2）至第4胸椎（T_4）段T_2~T_4交感神经干后，电凝钩烙断。

（7）观察手部温度的变化：交感神经干切断后5~10 min，手部温度可升高2 ℃~3 ℃，掌心干燥温暖可视为治疗有效。

（8）排出胸腔内气体：备胖圆针、7#线、16#橡胶导尿管，检查胸腔创面止血，退出纵隔镜鞘，递胖圆针、7#线缝合切口肌层不打结，递16#橡胶导尿管经切口置入胸腔，另一端置入盛有盐水的碗中形成一个密闭装置，嘱麻醉医生膨肺充分排气，待盐水碗中没有气泡排出说明肺充分复张，立即拔出导尿管打结封闭切口。

（9）关闭切口：巡回护士和器械护士共同清点纱布、缝针、刀片和器械，并检查器械的完整性，清点无误后逐层缝合皮下、皮肤。

（10）用同样的方法完成对侧交感神经切断术。

（韩小云，蒋红嫒）

后记

    常州市第一人民医院胸外科作为国内最大的纵隔镜手术单中心，多次举办国家级继续教育学习班。为了让纵隔镜技术得以推广传播，特著此书（图1~图3）。

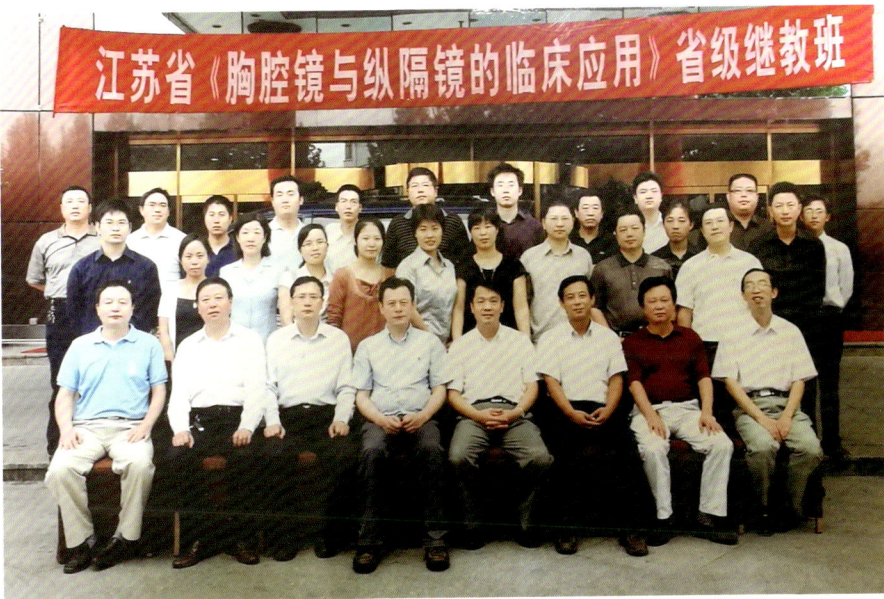

图1　江苏省"胸腔镜与纵隔镜的临床应用"省级继教班

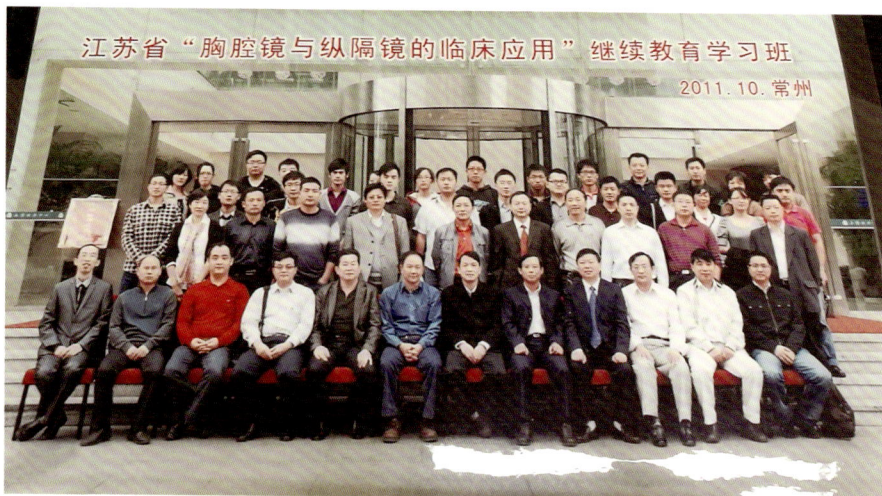

图2　江苏省"胸腔镜与纵隔镜的临床应用"继续教育学习班

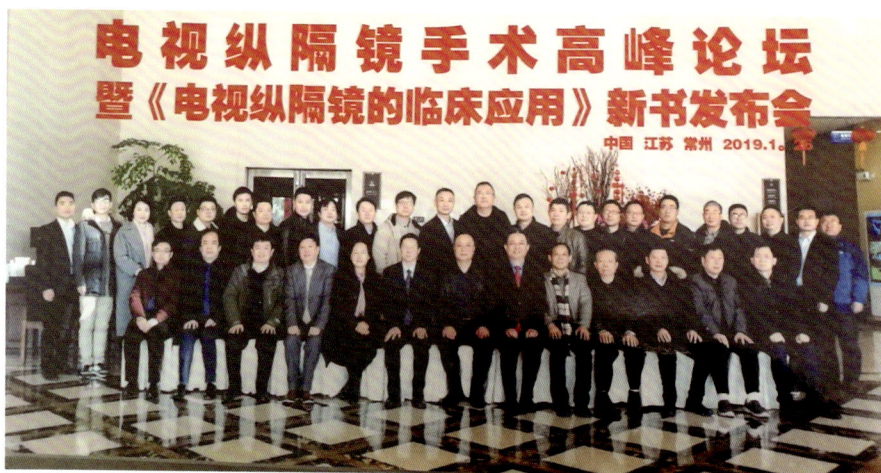

图3　电视纵隔镜手术高峰论坛暨《电视纵隔镜的临床应用》新书发布会

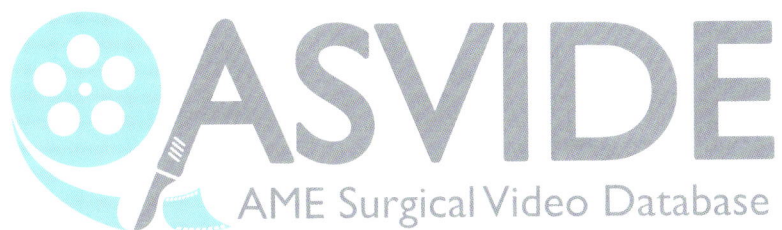
ASVIDE
AME Surgical Video Database

电视纵隔镜的临床应用

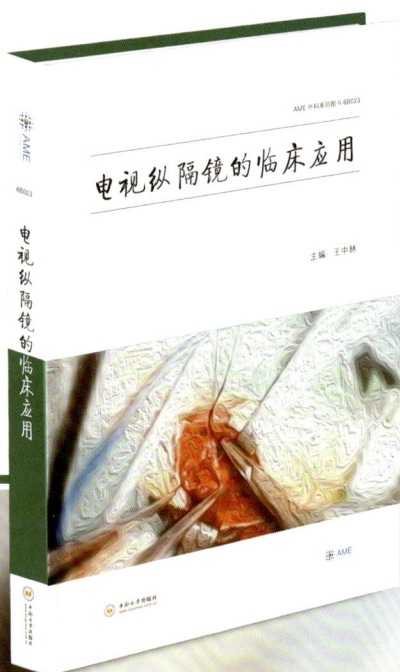

纸质书：68元

电子书：9.9元

扫描二维码下载
《电视纵隔镜的临床应用》
电子书

AME JOURNALS

AME Publishing Company

创立于2009年7月的AME Publishing Company（简称AME，代表Academic Made Easy, Excellent and Enthusiastic），是一家崇尚创新、具有国际化视野和互联网思维的医学出版公司。AME拥有专业的期刊运营团队，提供以国际组稿为核心竞争力的全流程出版服务，专注于国际医学期刊、书籍的出版和医疗科研资讯成果的推广，已在香港、台北、悉尼、广州、长沙、上海、北京、杭州、南京和成都等地设立办公室。目前出版了60+本涵盖肿瘤、心血管、胸部疾病、影像和外科等不同领域的学术期刊，已有18本被PubMed收录，13本被SCI收录，出版中英文医学专业图书近百本。

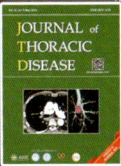

期刊名称：JTD
创刊时间：2009年12月
PubMed收录：2011年12月
SCI收录：2013年2月
影响因子（2018）：2.027

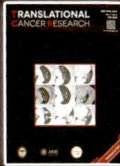

期刊名称：TCR
创刊时间：2012年6月
SCI收录：2015年10月
影响因子（2018）：1.07

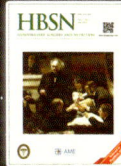

期刊名称：HBSN
创刊时间：2012年12月
PubMed收录：2014年1月
SCI收录：2017年6月
影响因子（2018）：3.911

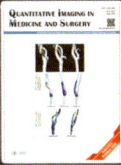

期刊名称：QIMS
创刊时间：2011年12月
PubMed收录：2012年12月
SCI收录：2018年1月
影响因子（2018）：3.074

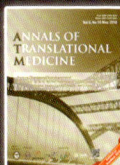

期刊名称：ATM
创刊时间：2013年4月
PubMed收录：2014年9月
SCI收录：2018年3月
影响因子（2018）：3.689

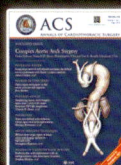

期刊名称：ACS
创刊时间：2012年5月
PubMed收录：2013年6月
SCI收录：2018年5月
影响因子（2018）：2.895

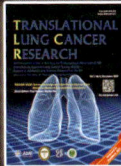

期刊名称：TLCR
创刊时间：2012年3月
PubMed收录：2014年12月
SCI收录：2018年10月
影响因子（2018）：4.806

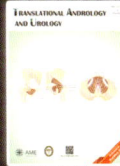

期刊名称：TAU
创刊时间：2012年3月
PubMed收录：2015年12月
SCI收录：2018年12月
影响因子（2018）：2.113

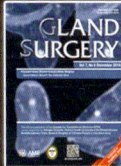

期刊名称：GS
创刊时间：2012年5月
PubMed收录：2014年6月
SCI收录：2019年1月
影响因子（2018）：1.922

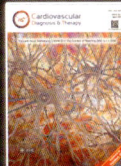

期刊名称：CDT
创刊时间：2011年12月
PubMed收录：2013年10月
SCI收录：2019年1月
影响因子（2018）：2.006

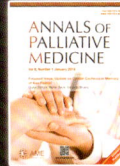

期刊名称：APM
创刊时间：2012年4月
PubMed收录：2015年3月
SCI收录：2019年1月
影响因子（2018）：1.262

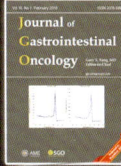

期刊名称：JGO
创刊时间：2010年9月
PubMed收录：2012年7月
SCI收录：2019年2月

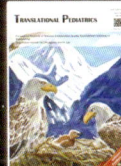

期刊名称：TP
创刊时间：2012年7月
PubMed收录：2016年1月
SCI收录：2019年9月

Updated on September 26, 2019